Leven met eczeem

Drs. Pauline Dirven-Meijer en Dr. Anton de Groot

Leven met eczeem

Bohn Stafleu van Loghum
Houten 2011

© 2011 Bohn Stafleu van Loghum, onderdeel van Springer Media BV, Houten
Alle rechten voorbehouden. Niets uit deze uitgave mag worden verveelvoudigd, opgeslagen in een geautomatiseerd gegevensbestand, of openbaar gemaakt, in enige vorm of op enige wijze, hetzij elektronisch, mechanisch, door fotokopieën, opnamen, of enig andere manier, zonder voorafgaande schriftelijke toestemming van de uitgever.

Voor zover het maken van kopieën uit deze uitgave is toegestaan op grond van artikel 16b Auteurswet 1912 j° het Besluit van 20 juni 1974, Stb. 351, zoals gewijzigd bij Besluit van 23 augustus 1985, Stb. 471 en artikel 17 Auteurswet 1912, dient men de daarvoor wettelijk verschuldigde vergoedingen te voldoen aan de Stichting Reprorecht (Postbus 3051, 2130 KB Hoofddorp). Voor het overnemen van (een) gedeelte(n) uit deze uitgave in bloemlezingen, readers en andere compilatiewerken (artikel 16 Auteurswet 1912) dient men zich tot de uitgever te wenden.

ISBN 978 90 313 8716 8
NUR 863

Ontwerp omslag: Bayards Ontwerpers, Amsterdam
Ontwerp en layout binnenwerk: Designworks, Breda
Cartoons: Marcel Jurriëns, Boxtel

Bohn Stafleu van Loghum
Het Spoor 2
Postbus 246
3990 GA Houten

www.bsl.nl

Lijst van auteurs en redacteuren

Auteurs

Drs. P.C. Dirven-Meijer
Huisarts te Renswoude

Dr. A.C. de Groot
Voormalig dermatoloog, Wapserveen

Redacteuren

Prof. dr. M.E. Numans
Huisarts te Utrecht, tevens verbonden aan de afdeling Huisartsgeneeskunde VU medisch centrum, Amsterdam, en aan het Julius Centrum UMC Utrecht

Dr. H.J. Schers
Huisarts te Lent, tevens verbonden aan de afdeling eerstelijnsgeneeskunde, Universitair Medisch Centrum St Radboud Nijmegen

Dr. P.H.G.M. Soons
Medisch psycholoog in het St Annaziekenhuis te Geldrop, tevens als universitair hoofddocent verbonden aan het Departement Medische Psychologie en Neuropsychologie van de Universiteit van Tilburg

Voorwoord

Je zult het maar hebben, constitutioneel eczeem. En alsof dat nog niet erg genoeg is, heb je een behoorlijke kans om ook nog astma, hooikoorts of – met een beetje pech – zelfs beide ziekten te krijgen. Is dat nou zo erg, dat constitutioneel eczeem? Nou, ja en neen. Neen, omdat het, gelukkig, zelden een echt bedreigende aandoening is. Ja, vooral omdat het zo verschrikkelijk kan jeuken. Jeuk is het primaire kenmerk van eczeem en bij sommigen is het – al dan niet in aanvallen – zo erg dat je er 'gek' van wordt. En natuurlijk omdat de huidafwijkingen zo zichtbaar zijn voor jezelf en voor je omgeving, je er soms heel wat voor moet doen om het eczeem enigszins in bedwang te houden en je tal van beperkingen kunt ondervinden in het dagelijkse leven.

De meeste boekjes in de reeks 'Leven/omgaan met ...' zijn primair gericht op de patiënt die lijdt aan de ziekte die beschreven wordt. *Leven met eczeem* heeft nog een tweede belangrijke doelgroep: ouders van kinderen met constitutioneel eczeem. Het eczeem begint meestal al op jonge leeftijd, vanaf ongeveer 3 maanden. Ouders schrikken daar vaak behoorlijk van, ook al zijn er soms al mensen in de familie met eczeem of andere ziekten van het 'atopisch syndroom', astma en hooikoorts. De ouders hebben allerlei vragen, zoals: 'Waar komt het van? Gaat het ooit weer weg? Wat kan mijn kind nog meer krijgen? Moeten we laten testen op voedselallergie? Is een dieet zinvol? Hoe kan het eczeem het beste behandeld worden? Bij wie moeten we daarvoor zijn? Zijn die hormoonzalven nou echt zo gevaarlijk als iedereen altijd roept? Heeft het gevolgen voor later?' Enzovoort.

Daarom hebben we geprobeerd dit boek zodanig vorm te geven dat gemakkelijk een antwoord kan worden gevonden op (de meeste van) deze en andere vragen. Daarbij beperken we ons niet tot de puur medische kant van de zaak. Het (ernstige) eczeem van een kind kan diep ingrijpen in het gezinsleven, bijvoorbeeld wanneer de ouders 's nachts onvoldoende slaap krijgen. Daarnaast kunnen boosheid, verdriet en schuldgevoel een zware wissel op de ouders trekken. Ook deze aspecten krijgen hier aandacht.

De oudere patiënt, die vaak al heel lang aan eczeem lijdt, heeft natuurlijk al veel ervaring opgedaan en informatie vergaard. Maar wat op internet staat is lang niet altijd betrouwbaar. En ook blijkt helaas dat verschillende zorgverleners niet altijd dezelfde, en soms zelfs tegenstrijdige, informatie geven. Alleen hierom al zal dit boek, waarin de recentste wetenschappelijke inzichten zijn verwerkt, ook voor hen heel nuttig zijn.

Voorzichtig vooruitkijkend lijkt de toekomst voor de grote groep van patiënten met constitutioneel eczeem er niet zo heel slecht uit te zien. Er wordt wereldwijd veel onderzoek gedaan naar deze ziekte en er is de afgelopen jaren veel vooruitgang geboekt met de behandeling. Maar belangrijker nog: de wetenschap krijgt steeds meer inzicht in wat er nou eigenlijk mis is in de huid. Dat opent perspectieven voor effectievere behandelingen en het voorkomen van eczeem bij risicogroepen.

Wij lossen de problemen van (ouders van) patiënten met constitutioneel eczeem niet op met dit boekje, dat is zeker. Maar onze ervaring als huisarts en dermatoloog is dat gebrek aan betrouwbare informatie, onzekerheid over mogelijkheden, onmogelijkheden en veiligheid van behandelingen en wat het beste is om te doen, vooral door ouders van kinderen met constitutioneel eczeem als zeer bedreigend, verwarrend en onaangenaam wordt ervaren. Daarin kunnen we met de hier geboden informatie zeker verbetering brengen!

Een boek over een huidaandoening kan niet zonder plaatjes. Daarom zijn wij blij met zowel de prachtige afbeeldingen van dr. Johan Toonstra, dermatoloog, verbonden aan het Universitair Medisch Centrum Utrecht, alsook met de afbeeldingen van kinderen met constitutioneel eczeem, gefotografeerd op het consultatiebureau in Renswoude.

Drs. Pauline C. Dirven-Meijer, huisarts, Renswoude
Dr. Anton C. de Groot, voormalig dermatoloog, Wapserveen
Najaar 2011

Voorwoord van de redactie

De bedoeling van de reeks 'Leven/omgaan met …' is om de lezer in begrijpelijke taal te informeren over ziekten en aandoeningen die ons in het leven kunnen overkomen. Tegelijkertijd beogen we de lezer – in dit geval niet alleen degene met eczeem zelf, maar zeker ook de ouders van kinderen met eczeem – de meest actueelste gespreksstof te bieden voor het contact met de hulpverleners.
Alle delen in deze serie zijn ongeveer op dezelfde manier opgebouwd. Eerst worden de aard en oorzaak van een ziekte beschreven. Daarna wordt aandacht besteed aan de invloed op het dagelijkse leven en de invloed op partner, huisgenoten of gezin. Ook laat de reeks voortdurend zien wat de patiënt en/of familieleden in de spreekkamer van huisarts en specialist kunnen verwachten. Tot slot wordt beschreven wat er door patiënten of familie zelf kan worden gedaan, zowel voordat als nadat het medische circuit is geraadpleegd. En dat is gelukkig veel meer dan u in eerste instantie zou denken.

De reeks richt zich in de eerste plaats op patiënten die meer willen weten over datgene wat hen mankeert en op hun naasten/verzorgers. Maar de boeken zijn ook uitermate informatief voor verpleegkundigen, paramedici en artsen die in hun dagelijks werk te maken hebben met de besproken ziektebeelden. Ook zij zullen informatie vinden die zeer bruikbaar is in hun contacten met patiënten.

De redactie is blij dat ook de auteurs van *Leven met eczeem* weer goed geslaagd zijn in hun zoektocht naar zinvolle informatie en een begrijpelijke presentatie daarvan. Ze hebben een uitermate informatief en begrijpelijk boek samengesteld over een veelvoorkomend medisch probleem dat de lijders eraan en hun familieleden dagelijks bezighoudt. De lezer zal zichzelf of zijn/haar kind kunnen herkennen in de beschrijvingen die gegeven worden.

De auteurs beschrijven de huidige stand van de wetenschap over eczeem op begrijpelijke wijze en dat is niet eenvoudig. Ook de context, vooral bij kinderen, komt uitgebreid aan bod. Waar moet ik op letten als ik te maken heb met kinderen met eczeem. Hoe is het eczeem van invloed op de beleving van de patiënt? Wat kan er worden gedaan? Waar kan ik terecht met het probleem? Deze en vele andere vragen worden op begrijpelijke en verantwoorde wijze besproken.

De redactie denkt dat ook dit boek zijn weg zal vinden naar velen die met eczeem te maken hebben, op welke wijze dan ook. Uiteraard stellen wij ons open voor alle suggesties voor verbetering en andere opmerkingen die lezers willen maken. Wij wensen u in ieder geval veel leesplezier.

De redactie
Najaar 2011

Inhoud

Lijst van auteurs en redacteuren 5
Voorwoord 7
Voorwoord van de redactie 11

1 Wat is er met mij / met mijn kind aan de hand? 17
1.1 Constitutioneel eczeem in vogelvlucht 17
1.2 Wat zijn de verschijnselen van constitutioneel eczeem? 20
    1.2.1 Constitutioneel eczeem bij kinderen 21
    1.2.2 Constitutioneel eczeem bij pubers, adolescenten en volwassenen 25
    1.2.3 Andere kenmerken van constitutioneel eczeem 27
1.3 Hoe wordt de diagnose constitutioneel eczeem gesteld? 28
1.4 Andere dermatologische aandoeningen bij mensen met constitutioneel eczeem 30
    1.4.1 Droge huid 30
    1.4.2 Vissenhuid (ichthyosis vulgaris) 31
    1.4.3 Keratosis pilaris 32
    1.4.4 Pityriasis alba 33
    1.4.5 Eczeem van de lippen 34
    1.4.6 Ortho-ergisch handeczeem 34
    1.4.7 Nagelafwijkingen 36
    1.4.8 Alopecia areata 37
1.5 Relatie met astma en hooikoorts 38
    1.5.1 Atopisch syndroom en type-I-overgevoeligheidsreactie 38
    1.5.2 De allergenen 40
    1.5.3 Astma 41
    1.5.4 Hooikoorts 41
    1.5.5 Risico op het ontwikkelen van astma en hooikoorts bij kinderen met eczeem 42

1.6 Andere allergische aandoeningen 42
    1.6.1 Voedselallergie 42
    1.6.2 Netelroos (urticaria) 46
    1.6.3 Contacturticaria 47
    1.6.4 Anafylaxie 48

1.7 Allergologisch onderzoek 48
    1.7.1 Huidpriktest en intracutane test 48
    1.7.2 Wat betekent een positieve test? 49
    1.7.3 Hoe nuttig zijn bloed- en huidtesten bij patiënten met constitutioneel eczeem? 50
    1.7.4 Eliminatiedieet bij verdenking op voedselallergie 52
    1.7.5 Allergologisch onderzoek bij de huisarts 53
    1.7.6 Allergologisch onderzoek in het ziekenhuis (dermatoloog, kinderarts, allergoloog) 54

1.8 Samenvatting 54

2 Hoe komt het eigenlijk? 56

2.1 Erfelijke aanleg 56

2.2 Omgevingsfactoren 57
    2.2.1 Niet-allergische omgevingsfactoren 57
    2.2.2 Allergische omgevingsfactoren 61

2.3 Toename van atopische ziekten 63
    2.3.1 Levensstijl als risicofactor 63
    2.3.2 De hygiënehypothese 64

2.4 Samenvatting 65

3 Wat staat mij / mijn kind te wachten? 66

3.1 Beloop van constitutioneel eczeem 66
    3.1.1 Prognose op korte termijn 67
    3.1.2 Prognose op lange termijn 67

3.2 Complicaties 68
    3.2.1 Secundaire infectie 68

INHOUD

      3.2.2 *Prurigo nodularis* 73
      3.2.3 *Contactallergie* 74
      3.2.4 *Oogafwijkingen* 78
      3.2.5 *Complicaties van behandeling van constitutioneel eczeem* 79
3.3 Samenvatting 80

4 Wat betekent het voor de patiënt en zijn omgeving? 81
Inleiding 81
4.1 Wat betekent het voor de patiënt zelf? 83
      4.1.1 *Zuigelingenfase (0-2 jaar)* 83
      4.1.2 *Kinderfase (2-10 jaar)* 85
      4.1.3 *In de pubertijd, bij adolescenten en volwassenen* 86
4.2 Wat betekent het voor anderen? 89
4.3 Wat betekent het voor werk en hobby's? 91
4.4 Samenvatting 94

5 Welke behandelingen bestaan er? 95
5.1 Organisatie van de zorg 95
      5.1.1 *Bezoek aan het consultatiebureau* 96
      5.1.2 *Bezoek aan de huisarts* 98
      5.1.3 *Wat doet de diëtist?* 101
      5.1.4 *Bezoek aan de dermatoloog* 104
5.2 Leefadviezen en niet-medicamenteuze behandeling 106
5.3 Medicamenteuze behandeling 109
5.4 Lokale behandeling 111
      5.4.1 *Hormoonpreparaten (dermatocorticosteroïden)* 111
      5.4.2 *Teerpreparaten* 120
      5.4.3 *Calcineurineremmers: tacrolimus en pimecrolimus* 122
      5.4.4 *Antibacteriële middelen* 125
      5.4.5 *Bufexamac* 126

5.5 Systemische behandeling 127
    5.5.1 Antihistaminica 127
    5.5.2 Antibiotica 127
    5.5.3 Immunosuppressieve middelen 127
5.6 Lichttherapie 131
5.7 Dagbehandeling 133
5.8 Opname in het ziekenhuis 133
5.9 Samenvatting 134

6 Hoe kan ik / mijn kind ermee leven? 136
6.1 Educatie 136
6.2 Wat moet ik doen of veranderen in privé- en werksfeer om zo goed mogelijk te functioneren? 138
    6.2.1 Ouders van kinderen met constitutioneel eczeem 138
    6.2.2 Patiënten met constitutioneel eczeem 139
6.3 Hulpverleners 142
    6.3.1 De psycholoog 142
    6.3.2 Huidtherapeut 144
    6.3.3 Bedrijfsarts 145
6.4 Gemotiveerd blijven 145
6.5 Samenvatting 146

Literatuur 147
Websites 151
Over de auteurs 153
Register 155

HOOFDSTUK 1
Wat is er met mij / met mijn kind aan de hand?

Dr. Anton de Groot

1.1 Constitutioneel eczeem in vogelvlucht

Constitutioneel eczeem is een jeukende, erfelijke huidziekte, die meestal een chronisch beloop heeft. Periodes van verbetering en van verergering van het eczeem wisselen elkaar af. De aandoening ontstaat vaak op de leeftijd vanaf 2 tot 6 maanden, in verreweg de meeste gevallen voor het 5^e levensjaar; 10 tot 15% van de gevallen begint op volwassen leeftijd. Constitutioneel eczeem komt op jonge leeftijd iets vaker voor bij jongens dan bij meisjes, later zijn meer meisjes en vrouwen aangedaan. Tot de kenmerken van de huiduitslag behoren jeuk (vaak een overheersend kenmerk), roodheid van de huid, pukkels (papels), papulovesikels (mengvorm van papels en blaasjes = vesikels), blaasjes, schilfers en eczeemplekken met korsten. Vanwege de jeuk krabt de patiënt de huid vaak open, waardoor krabwondjes (excoriaties) ontstaan. Op langere termijn leiden het krabben en wrijven tot verdikking van de huid met vergroving van de huidlijnen. De lokalisatie van de huidverschijnselen op het lichaam is afhankelijk van de leeftijd van de patiënt (par. 1.2).

De huid van patiënten met constitutioneel eczeem is vaak droog en er ontstaan gemakkelijk huidinfecties met bacteriën (vooral *Staphylococcus aureus*) en virussen, zoals het herpessimplexvirus (dat verantwoordelijk is voor een 'koortslip'). De vooruitzichten (prognose) op langere termijn zijn niet heel gunstig. Van alle kinderen met eczeem zal ongeveer de helft ook op volwassen leeftijd nog steeds of weer (na tijdelijke genezing) last hebben van de huid (par. 3.1).

Constitutioneel eczeem komt naar schatting bij 10-20% van de kinderen en bij 1-3% van de volwassenen voor. Daarmee behoort het tot de vijf frequentst optredende huidziekten. Het wordt ook wel atopisch eczeem genoemd, omdat het onderdeel is van het zogeheten atopisch syndroom, waartoe behalve eczeem ook hooikoorts en astma behoren. In de laatste dertig jaar is het percentage mensen in de algemene bevolking dat lijdt aan atopische ziektebeelden (vooral eczeem en astma) met een factor 2 tot 3 toegenomen.
De reden hiervan is niet helemaal duidelijk, maar wordt gezocht in een ontregeling van het immuunsysteem door een geringe infectiedruk in de westerse wereld.

Bij het ontstaan van constitutioneel eczeem spelen vele factoren een rol. De belangrijkste daarvan is erfelijke aanleg. Kinderen van een persoon met constitutioneel eczeem hebben een kans van 30% om zelf ook eczeem te krijgen. Wanneer een ouder hooikoorts of astma heeft, is de kans op eczeem bij kinderen zelfs 70%! Op jonge leeftijd (tussen 0 en 4 jaar, vooral in het 1e levensjaar) kan allergie voor voedingsmiddelen incidenteel een rol spelen; bij volwassenen is dat nagenoeg nooit het geval.
Sommige niet-allergische zogeheten omgevingsfactoren kunnen de jeuk en het constitutioneel eczeem verergeren. Dit zijn onder andere

het dragen van kleding van textiel met een ruwe vezel (vooral wol), zweten en warm weer, ziek zijn, emotionele stress en klimaatfactoren (bij sommigen verergering in de winter, bij anderen juist in de zomer). Ook irritatie en uitdroging van de huid door het overmatig gebruik van zeep en badschuim en door te lang of te vaak wassen of baden kunnen een nadelige invloed hebben. De oorzaken van constitutioneel eczeem worden besproken in hoofdstuk 2.

De basisbehandeling van constitutioneel eczeem bestaat uit het vermijden van prikkels die het eczeem verergeren, dagelijks invetten met een vette crème of zalf en periodieke behandeling met hormoonzalven of -crèmes. Dit zijn preparaten met bijnierschorshormonen, de zogeheten lokale (ook wel topicale genoemd) corticosteroïden. Deze middelen geven snel een aanzienlijke verbetering, maar genezen het eczeem niet (geen enkele behandeling kan constitutioneel eczeem definitief genezen). Corticosteroïden hebben bij veel mensen een slechte naam vanwege mogelijke bijwerkingen, zoals verdunning van de huid en groeiremming bij baby's. Sommige moeders zijn er zó angstig voor, dat ze de hormoonzalven helemaal niet willen gebruiken. Die angst, hoe begrijpelijk misschien ook, is niet terecht. Bij het juiste gebruik van de corticosteroïden zullen ernstige bijwerkingen niet optreden. De mogelijke behandelingen voor constitutioneel eczeem worden besproken in hoofdstuk 5.

Constitutioneel eczeem heeft vaak een grote (negatieve) invloed op de kwaliteit van leven van de persoon die eraan lijdt, en als het om een kind gaat, ook op het functioneren van het gezin. Psychosociale aspecten, zoals wat constitutioneel eczeem betekent voor de patiënt en zijn omgeving en hoe hij het beste met zijn chronische ziekte kan omgaan, worden besproken in de hoofdstukken 4 en 6. Door het langdurige beloop van de huidziekte (jaren tot soms tientallen jaren) hebben deze patiënten deskundige en langdurige begeleiding nodig van huisarts, kinderarts, dermatoloog of andere zorgverleners. Het is daarbij zowel in het belang van de patiënt alsook van de zorgverlener dat mensen met constitutioneel eczeem, of in het geval van kinderen hun ouders, een zo goed mogelijk inzicht hebben in de aard van hun ziekte, wat ze er zelf eventueel aan kunnen doen, welke behandelmogelijkheden er zijn, hoe effectief die zijn, of ze eventueel (ernstige) bijwerkingen kunnen geven, en hoe de patiënt en zijn gezin het beste met de ziekte kunnen omgaan. Al deze aspecten komen in dit boekje aan de orde.

1.2 Wat zijn de verschijnselen van constitutioneel eczeem?

Eczeem is een steriele ontstekingsreactie van de huid, die wordt veroorzaakt door één of meer factoren die van buitenaf (externe factoren) of vanuit het lichaam zelf (interne factoren) op de huid inwerken. Op grond van het beeld worden bij eczeem drie fasen onderscheiden: acuut, subacuut en chronisch.
Bij een *acuut* eczeem is de huid heftig (steriel) ontstoken met roodheid, zwelling (oedeem), papels (pukkels) en blaasjes. In de actiefste vorm barsten de blaasjes open en wordt het eczeem nattend.
In de *subacute* fase wordt het eczeem wat rustiger. De zwelling neemt af en de blaasjes drogen in. De huid wordt droger en schilferiger, maar is nog wel rood en er zijn pukkeltjes zichtbaar.
In de *chronische* fase verdwijnt de roodheid, de huid wordt dikker en er ontstaan (vaak zeer pijnlijke) kloven.
Constitutioneel eczeem jeukt heftig, wat blijkt uit de aanwezigheid van een groot aantal krabwondjes.
Constitutioneel eczeem wordt ingedeeld in drie stadia: de zuigelingenfase (0-2 jaar), de kinderfase (2-12 jaar) en de volwassen fase (vanaf 12 jaar). In elke fase kunnen de eczemateuze veranderingen

acuut, subacuut of chronisch zijn en snel van aspect wisselen. In de zuigelingenfase overheerst het acuut eczeem, terwijl de volwassen fase vooral gekenmerkt wordt door chronisch eczeem. De uitbreiding kan zeer beperkt zijn, maar in elke fase kan bij de patiënten met zeer actief eczeem een erytrodermie optreden (letterlijk vertaald 'rode huid'), waarbij meer dan 90% van de huid eczemateus veranderd is.

1.2.1 Constitutioneel eczeem bij kinderen

Zuigelingenfase (0-2 jaar)
Constitutioneel eczeem ontstaat bij zuigelingen vanaf de leeftijd van 2 maanden, vaak rond de derde levensmaand. Het begint meestal op het gezicht (vooral wangen en voorhoofd) en verschijnt daarna op het behaarde hoofd, de strekzijden van de armen en benen en (minder) op de romp (figuur 1.1 en 1.2). Het eczeem kan echter op elke plaats van het lichaam ontstaan; alleen het luiergebied is vrij van afwijkingen. Opvallend in het gezicht is dat de huid rondom de neus en de mond, het zogeheten narcosekapje, niet afwijkend is (figuur 1.3). Wanneer het kind begint te kruipen, wordt het eczeem op de knieën vaak erger.

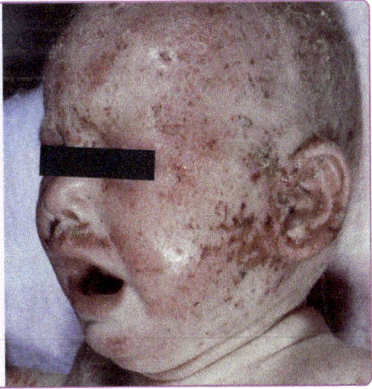

Figuur 1.1 Ernstig constitutioneel eczeem op het gezicht en hoofd bij een zuigeling.[1]

[1] De afbeeldingen in dit hoofdstuk zijn afkomstig uit het archief van dr. J. Toonstra, dermatoloog te Utrecht.

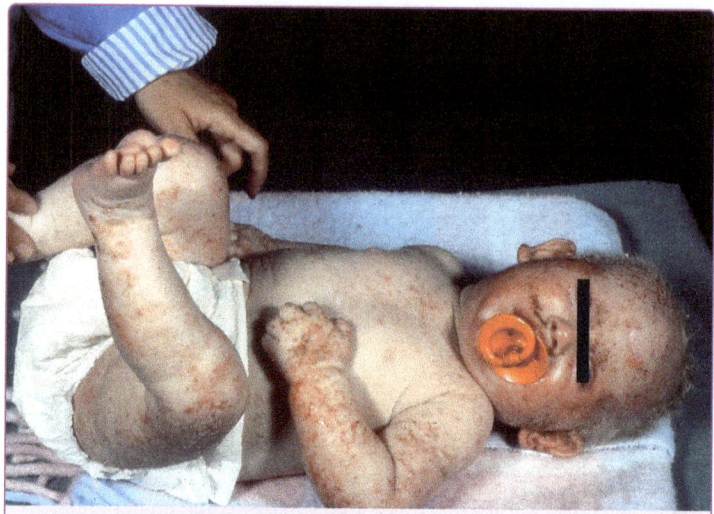

Figuur 1.2 Uitgebreid constitutioneel eczeem op de ledematen, het gezicht, het hoofd en (minder) op de romp.

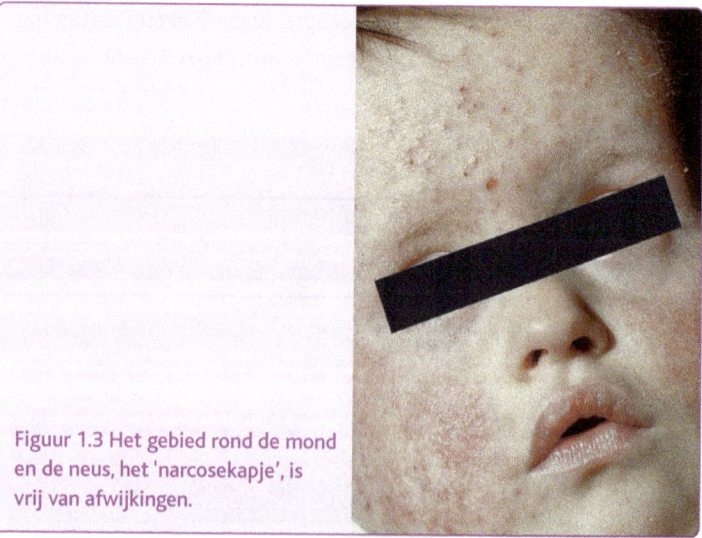

Figuur 1.3 Het gebied rond de mond en de neus, het 'narcosekapje', is vrij van afwijkingen.

De huidafwijkingen op deze leeftijd bestaan uit roodheid, blaasjes, schilfering en pukkels met vocht erin (oedemateuze papels, papulovesikels). Deze jeuken heftig, waardoor het kind ze open zal krabben of wrijven. Daarna komt er vocht uit, zodat het eczeem hierdoor en vanwege het kapotgaan van blaasjes een nattend aspect krijgt. De veelgebruikte naam 'dauwworm' voor constitutioneel eczeem bij kinderen is van dit beeld afkomstig. Door het indrogen van het vocht ontstaan korsten. Omdat de huid kapot is treden gemakkelijk bacteriële infecties op, meestal met Staphylococcus aureus, die gepaard kunnen gaan met zwelling van de lymfeklieren (par. 3.2.1.1.). Het beloop van het eczeem in deze fase is chronisch, met periodes van verbetering en verergering. Het beeld kan verergeren door bijvoorbeeld het krijgen van tanden, verkoudheid, luchtweginfecties, stresssituaties voor het kind en bepaalde weersomstandigheden.

Kinderfase (2-10 jaar)
Vanaf de leeftijd van ongeveer 2 jaar is het eczeem meestal gelokaliseerd in de elleboogsplooien (figuur 1.4), de knieholtes, de zijkanten van de hals, op de polsen en op de enkels. In de hals is soms een donkerder verkleuring (pigmentatie) te zien. Dat ziet er een beetje vies uit, alsof de huid lang niet is gewassen.
Op deze leeftijd ziet het eczeem er anders uit dan bij zuigelingen. Er is veel minder roodheid en de pukkels met vocht erin (oedemateuze papels) zijn grotendeels verdwenen. Het eczeem wordt nu vooral gekenmerkt door schilfering, niet-oedemateuze papels (pukkels zonder vocht erin) en lichenificatie. Onder lichenificatie verstaan we verdikking van de huid met vergroving van de huidlijnen. Dit wordt ook wel 'olifantenhuid' genoemd (figuur 1.5). Daarnaast zijn er vaak ronde eczeemplekken aanwezig met blaasjes erin. Omdat het eczeem nog steeds (heftig) jeukt, zijn de papels vaak kapot gekrabd, zijn er bijna altijd wel krabeffecten op de huid te zien en soms wordt de huid tot bloedens toe opengekrabd (figuur 1.5).

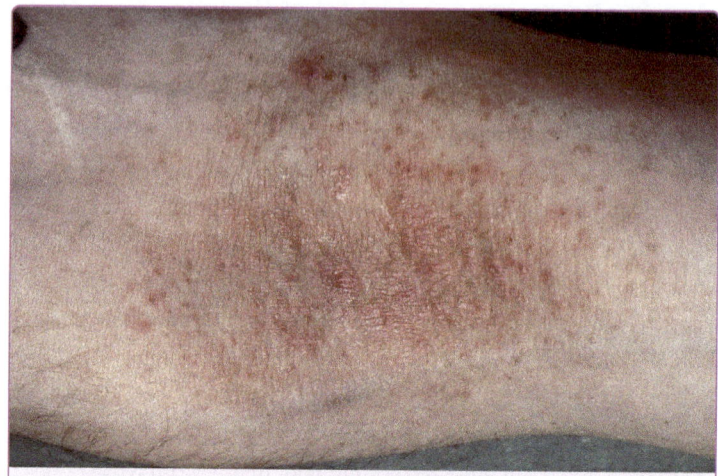

Figuur 1.4 Chronisch eczeem in de elleboogsplooi.

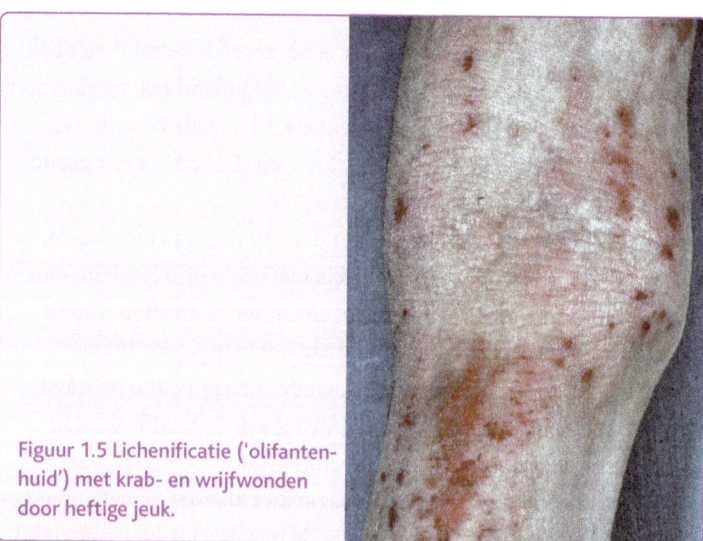

Figuur 1.5 Lichenificatie ('olifantenhuid') met krab- en wrijfwonden door heftige jeuk.

Eczeem op en rond de lippen komt vaak voor en wordt cheilitis atopica genoemd (par. 1.4.5). Hierbij zijn er ook vaak kloofjes uitgaande van de mondhoeken, zogeheten perlèches. De handen laten vaak eczeem zien, veelal met een nattend aspect. De nagels kunnen afwijkend zijn, bijvoorbeeld een ribbelig aspect hebben. Wanneer er plotseling, plaatselijk of uitgebreid, blaasjes ontstaan, kan dit een teken van het opvlammen van het eczeem zijn, maar moet men ook denken aan een infectie met bacteriën of virussen, zoals het herpessimplexvirus.

1.2.2 Constitutioneel eczeem bij pubers, adolescenten en volwassenen

De volwassen fase begint rond het 12^e levensjaar, aan het begin van de puberteit. Het beeld van constitutioneel eczeem bij pubers (12-16 jaar), adolescenten (vanaf 17 jaar) en volwassenen verschilt niet wezenlijk van dat bij oudere kinderen; wel gaan steeds meer prurigo-elementen overheersen. Hiermee worden opengekrabde papels (pukkels) bedoeld. Deze worden in de loop van de tijd door het voortdurende krabben en wrijven steeds groter en harder (prurigo nodularis, par. 3.2.2) Er zijn verder schilferende verdikte (gelichenificeerde) plekken met krabeffecten, vooral in de plooien. Het gezicht blijft een plaats waar het eczeem veel voorkomt. Niet zelden zijn er ook eczeemplekken aanwezig op de tepels, vooral op jongvolwassen leeftijd en bij vrouwen.

Handeczeem komt bij volwassenen vaak voor. Er zijn gelokaliseerde, vaak nattende, eczeemplekken. Ook kan er een gelichenificeerd diffuus handeczeem zijn, vooral bij patiënten die al vanaf de kinderleeftijd ernstig eczeem hebben gehad (figuur 1.6). De nagels zijn vaak in het proces betrokken en laten putjes en ribbels zien. Ongeveer de helft van de patiënten met handeczeem heeft ook eczeem aan de voeten.

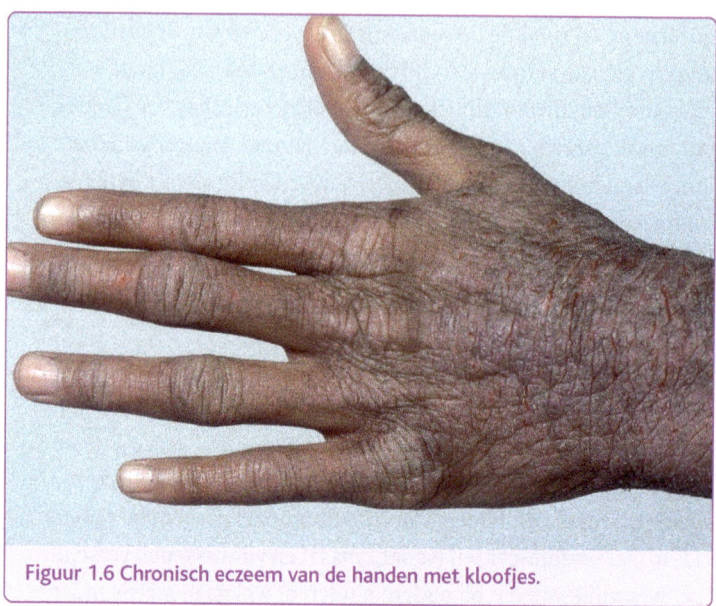

Figuur 1.6 Chronisch eczeem van de handen met kloofjes.

Bij donkergekleurde mensen kunnen zogeheten gelichenificeerde folliculaire papels optreden. Dat zijn pukkels gelokaliseerd in een haarzakje, die vast aanvoelen en een glad oppervlak hebben. Het ziet er wat uit als 'kippenvel'. Bij een aantal volwassen patiënten is constitutioneel eczeem vooral gelokaliseerd op het gezicht, het behaarde hoofd, de nek, de bovenarmen en de rug. De oorzaak hiervan is onbekend, maar hangt mogelijk samen met zweten of een overgevoeligheid voor een gist van het geslacht *Malassezia*. Dit is een schimmel die als normale bewoner aanwezig is in de huid van vooral het gezicht en het bovenste deel van de romp. Op volwassen leeftijd komt verergering van het eczeem door blootstelling aan zonlicht regelmatig voor.

Ook op hogere leeftijd (>65 jaar) komt constitutioneel eczeem nog voor, driemaal vaker bij mannen. Het beeld lijkt op dat van jongere volwassenen, maar er is veel minder of geen lichenificatie in de plooien. Op deze leeftijd is er een grotere kans dat het eczeem zich over (bijna) het gehele lichaam uitbreidt: erytrodermie.

1.2.3 Andere kenmerken van constitutioneel eczeem

De huid van patiënten met constitutioneel eczeem is meestal droog tot zeer droog (par. 1.4.1; (figuur 1.7). Bij kinderen voelt de huid van de wangen, de bovenarmen en de bovenbenen vaak ruw (als schuurpapier) aan door de aanwezigheid van vele hoornpukkeltjes (keratosis pilaris, par. 1.4.3). Ook een vissenhuid (ichthyosis vulgaris) komt regelmatig voor bij kinderen met constitutioneel eczeem (par. 1.4.2), evenals kleine scheurtjes (kloofjes) bij de onderste aanhechting van de oorlel aan het gezicht en achter het oor (figuur 1.8).

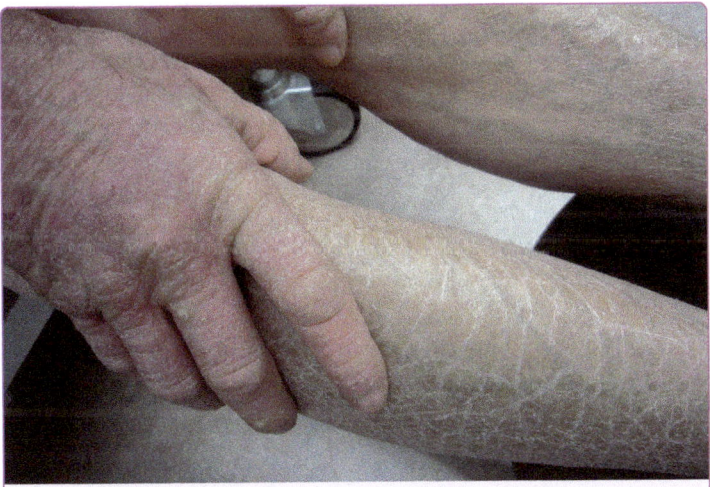

Figuur 1.7 Zeer droge huid van de benen en handeczeem.

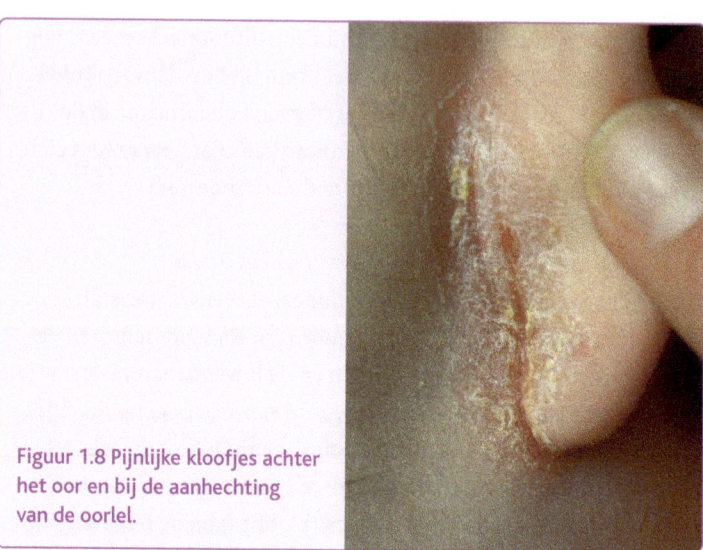

Figuur 1.8 Pijnlijke kloofjes achter het oor en bij de aanhechting van de oorlel.

Een bleek gezicht, donkere wallen en een dubbele huidplooi onder de ogen (de zogeheten Dennie-Morgan-plooi) worden als kenmerkend voor een atopische aanleg beschouwd (atopie: erfelijke aanleg tot constitutioneel eczeem, astma en hooikoorts), maar zijn vermoedelijk minder specifiek dan altijd is aangenomen (figuur 1.9).

1.3 Hoe wordt de diagnose constitutioneel eczeem gesteld?

De diagnose constitutioneel eczeem is een klinische diagnose, dat wil zeggen dat die gesteld wordt op hoe de huidafwijking eruitziet; er zijn geen betrouwbare laboratoriumtesten die als 'gouden standaard' voor de diagnostiek kunnen dienen. Jeuk is het hoofdkenmerk. De diagnose constitutioneel eczeem wordt gesteld op grond van anamnese (medische voorgeschiedenis, verteld door patiënt of ouders) en

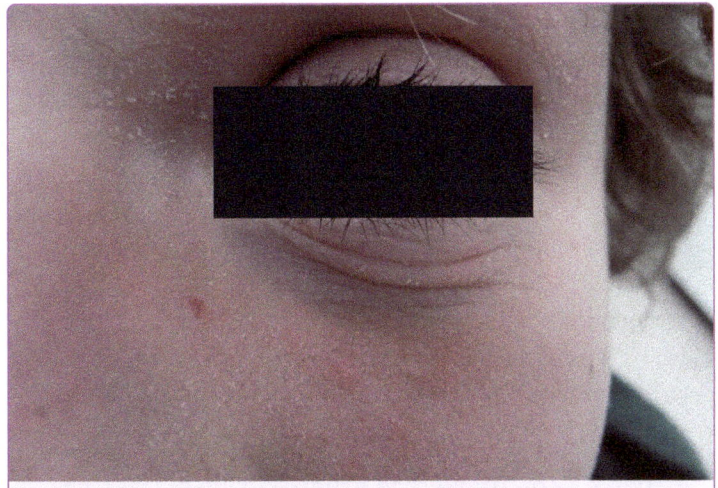

Figuur 1.9 Dubbele plooi onder de ogen: de Dennie-Morgan-plooi.

lichamelijk onderzoek, als naast de jeuk minstens drie nevenkenmerken aanwezig zijn:

Bij kinderen jonger dan 4 jaar:
- zichtbare afwijkingen in de huidplooien, op de wangen, op het voorhoofd en/of strekzijde van de ledematen;
- klachten van een droge huid in het afgelopen jaar;
- een voorgeschiedenis van huidafwijkingen in huidplooien of op de wangen;
- astma of hooikoorts bij een eerstegraads familielid (ouders, kinderen).

Bij patiënten van 4 jaar en ouder:
- zichtbare afwijkingen in de huidplooien (elleboogsplooien, knieholtes, voorzijde enkels, nek, rond de ogen);

- klachten van een droge huid in het afgelopen jaar;
- een voorgeschiedenis van huidafwijkingen in huidplooien, bij kleine kinderen ook op de wangen;
- begin van de aandoening onder de leeftijd van 2 jaar;
- astma of hooikoorts, nu of in het verleden.

Jeuk is een absolute voorwaarde voor het stellen van de diagnose constitutioneel eczeem (hoofdcriterium): geen jeuk, dan geen constitutioneel eczeem. Natuurlijk kan het voorkomen dat patiënten tijdelijk geen last van hun eczeem hebben en op dat moment ook geen jeuk ervaren.

1.4 Andere dermatologische aandoeningen bij mensen met constitutioneel eczeem

Bij patiënten met constitutioneel eczeem kunnen diverse andere (niet-allergische) dermatologische aandoeningen – dat zijn ziekten van de huid, slijmvliezen, haren en nagels – voorkomen. Ze worden ook gezien bij mensen die geen eczeem hebben, maar minder vaak. Sommige allergische ziekten komen alleen voor bij atopische patiënten (patiënten met erfelijk bepaalde aanleg tot constitutioneel eczeem, astma en hooikoorts); deze worden besproken in paragraaf 1.6.

1.4.1 Droge huid

Bijna alle patiënten met constitutioneel eczeem hebben een droge huid: de huid bevat te weinig water (figuur 1.7). Dit wordt veroorzaakt door een afwijking in de hoornlaag (de bovenste laag van de opperhuid), waardoor er te veel water uit de huid verdampt. De atopische huid is ook gevoeliger voor het binnendringen van allergenen (substanties waarvoor men allergisch kan worden), micro-organismen (bacteriën, schimmels, virussen) en voor de inwerking van irriterende stoffen en invloeden. De droogte van de huid wordt erger in de winter (lage temperatuur, lage luchtvochtigheid, schrale oosten- en noordenwind) en beter in de zomer.

1.4.2 Vissenhuid (ichthyosis vulgaris)

Ichthyosis vulgaris, ook wel 'vissenhuid' genaamd, is een erfelijke huidziekte. Vanaf de leeftijd van 2 maanden ontstaan witte, grijze of grijsbruine schilfers op de huid. Centraal zitten deze aan de onderlaag vast, maar de randen zijn los van de huid en naar boven gericht. De op een vissenhuid gelijkende huidverschijnselen zijn vooral gelokaliseerd op de strekzijden van de armen en de onderbenen (figuur 1.10). Bij een derde tot de helft van de kinderen worden manifestaties van het atopisch syndroom gevonden (constitutioneel eczeem, astma, hooikoorts).

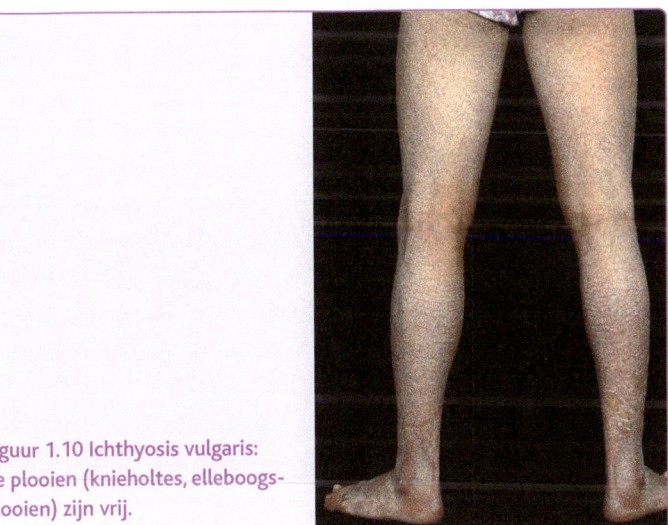

Figuur 1.10 Ichthyosis vulgaris: de plooien (knieholtes, elleboogsplooien) zijn vrij.

1.4.3 Keratosis pilaris

Keratosis pilaris wordt gekenmerkt door pukkeltjes (papeltjes), die gelokaliseerd zijn op de buitenzijde van de bovenarmen en -benen en op de billen, soms ook op de wangen (figuur 1.11). Wanneer men er overheen wrijft, voelt de huid aan als schuurpapier. Rond de follikels is vaak wat roodheid aanwezig, waardoor de aandoening als cosmetisch storend kan worden ervaren. In de zomer verbetert het beeld meestal aanzienlijk.

Keratosis pilaris begint in de helft van de gevallen voor het 10e jaar en in 35% tussen de leeftijd van 10 en 20 jaar. Bij ongeveer een derde van de patiënten wordt het in de loop van de jaren vanzelf (wat) beter, maar bij de meesten blijft het beeld hetzelfde of verergert het zelfs. De aandoening komt frequent voor bij kinderen met een atopische aanleg. Er is geen associatie met constitutioneel eczeem op zich, maar wel met de droge huid en met ichthyosis vulgaris, afwijkingen die ook vaak bij atopische patiënten voorkomen (par. 1.4.1, 1.4.2).

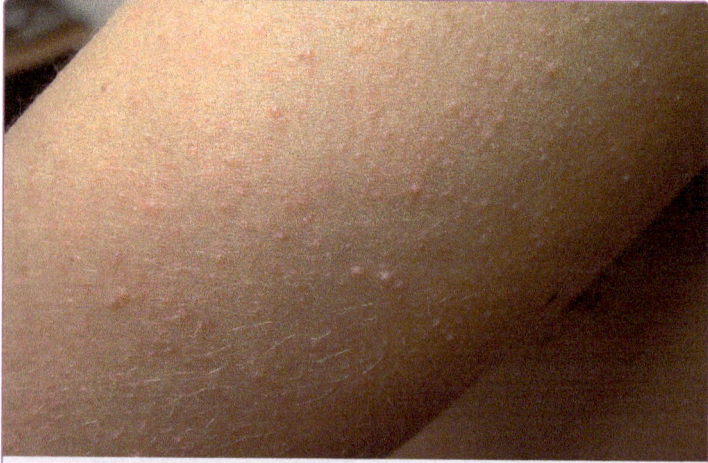

Figuur 1.11 Keratosis pilaris wordt gekenmerkt door pukkeltjes.

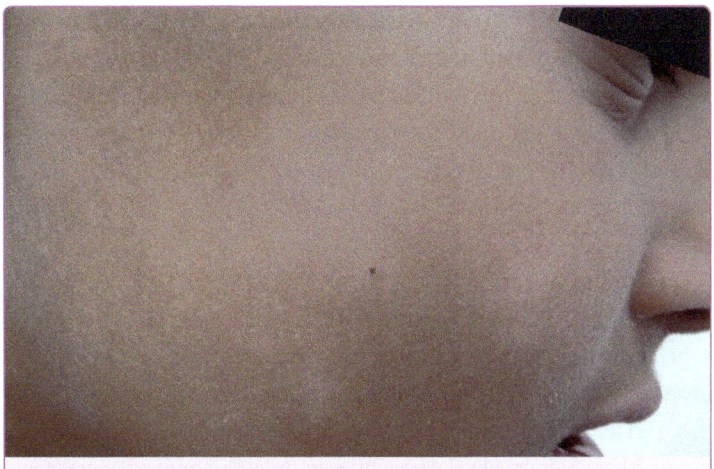

Figuur 1.12 Pityriasis alba: iets lichtere vlekken op de wangen met fijne schilfering.

1.4.4 Pityriasis alba

Pityriasis alba (Latijn voor 'fijnschilferend wit') is een aandoening die vooral voorkomt bij kinderen tussen de 3 en 16 jaar en die bijna altijd is gelokaliseerd in het gezicht, vooral op de wangen. Soms zijn er ook wat vlekjes in de hals, op de armen of de schouders. Het gaat om lichtergekleurde (gchypopigmenteerde), vaagbegrensde vlekjes, soms met zeer fijne schilfering, rond of ovaal van vorm en met een diameter van 0,5-2 cm of groter (figuur 1.12). De vlekjes vallen het meest op bij kinderen met een donkerder huidskleur. Bij een lichtere huid zijn ze het beste zichtbaar in de zomer, wanneer de omgevende huid wat bruiner wordt.

Pityriasis alba wordt beschouwd als een vorm van eczeem, meestal constitutioneel eczeem. Aan het ontstaan van de witte vlekken gaat vaak een fase met wat roodheid en schilfering vooraf. De lichtere kleur is een uiting van zogeheten postinflammatoire hypopigmentatie (post = na, inflammatoir = ontsteking; hypopigmentatie = te weinig pigment, lichter van kleur). Dit is het lichter worden van de huid nadat daar een ontstekingsreactie heeft gezeten die verdwenen is. Het kan optreden bij eczeem, omdat eczeem een (steriele) ontstekingsreactie is (par. 1.2).

1.4.5 Eczeem van de lippen

Eczeem van de lippen en eventueel de huid daaromheen komt regelmatig voor bij kinderen met constitutioneel eczeem of een atopische aanleg. Hun huid en lippen zijn vaak wat droog, geïrriteerd en jeukerig met oppervlakkige barstjes, waardoor ze eraan gaan likken. Het speeksel verzacht even, maar bij opdrogen verergert de irritatie, dus weer likken, enzovoort. De patiënt komt al snel in een vicieuze cirkel terecht.

Door de continue blootstelling aan speeksel en de mechanische invloed van het likken ontstaat een zogenaamd ortho-ergisch contacteczeem, een vorm van eczeem die berust op irritatie (lichte beschadiging) van de huid (figuur 1.13). Sommige kinderen hebben de gewoonte om in de lippen te bijten, erop te kauwen of zuigen, aan de lippen te trekken of erin te knijpen. Dan zijn er kloofjes, korstjes of bloedinkjes te zien. Bij volwassenen (en soms ook bij kinderen) moet men bij een dergelijk beeld denken aan de mogelijkheid van een contactallergie, bijvoorbeeld door overgevoeligheid voor een bestanddeel van tandpasta, lippenstift of van een lokaal geneesmiddel (zoals tegen koortsblaasjes).

1.4.6 Ortho-ergisch handeczeem

Volwassenen met constitutioneel eczeem en atopische personen die dat als kind hebben gehad, zijn gevoelig voor het ontwikkelen van een zogenaamd ortho-ergisch contacteczeem van de handen. Dit is

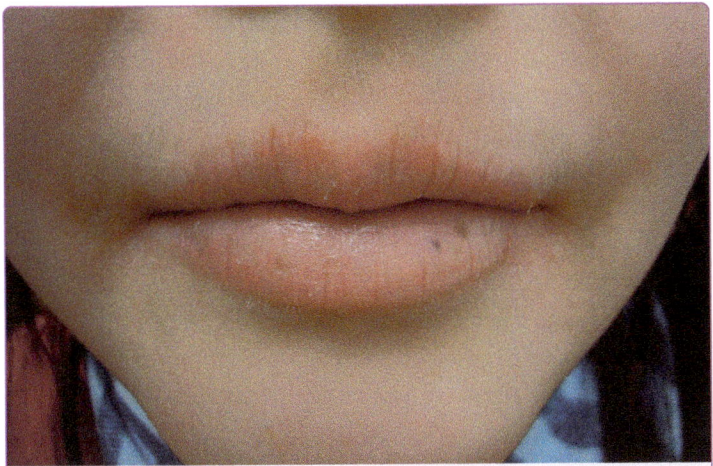

Figuur 1.13 Eczeem van de lippen (cheilitis atopica).

een vorm van eczeem die veroorzaakt wordt door chronische inwerking van stoffen met een mild beschadigende werking: water, zeep, afwasmiddelen, schoonmaakmiddelen, groente- en vleessappen en dergelijke.

Water is de belangrijkste irriterende substantie. Het ortho-ergisch contacteczeem van de handen komt dan ook vooral voor bij mensen die veel met water in contact komen, zoals huisvrouwen, vooral als ze kleine kinderen hebben (vandaar de, enigszins gedateerde, naam huisvrouweneczeem). Voorbeelden van andere 'natte beroepen' zijn de zorg (thuiszorg, bejaardenverzorgers, verpleegkundigen, artsen), de horeca (kok, barman, catering), de schoonmaak en het kappersvak. Met mild irriterende stoffen komt vrijwel iedereen dagelijks in aanraking. Meestal heeft een dergelijke blootstelling aanvankelijk nog geen voor het oog zichtbare afwijking tot gevolg. Na de beschadiging treedt een spontaan herstel op. Bij frequente of langdurige blootstelling wordt uitdroging van de huid echter zichtbaar en op enig moment gaat het lichaam op de beschadiging reageren met een steriele ontstekingsreactie van de huid, het eczeem. Dat kan alle vormen van eczeem aannemen: *acuut* eczeem met roodheid, oedeem (zwelling van de huid) en blaasjes, *subacuut* eczeem met roodheid, pukkels (papels) en schilfering, en *chronisch* eczeem met verdikking van de huid, schilfering en (zeer pijnlijke) kloven (figuur 1.6). Ortho-ergisch eczeem komt ook regelmatig voor op de onderbenen en armen, meestal in de winter bij oudere mensen en bij atopische jongere mensen die een te goede hygiëne hebben (meer dan eenmaal per dag douchen, overmatig gebruik van doucheschuim, frequent baden met badschuim en dergelijke).

1.4.7 Nagelafwijkingen

Bij constitutioneel eczeem is er sprake van een steriele (niet-besmettelijke, niet-infectieuze) ontstekingsreactie in de huid. Nagels worden gevormd in de nagelwortel (nagelmatrix); deze heeft een op de huid gelijkende structuur. Wanneer er eczeemactiviteit in de matrix aanwezig is (en dat komt regelmatig voor), is de matrix dus ontstoken. Dit verstoort de aanmaak van normale nagels; de nagels die nu gevormd worden zijn afwijkend. De veranderingen in de nagelplaat kunnen zich voordoen als verdikking van de nagel(s) met een gelige verkleuring. Ook kunnen de nagels een ruw oppervlak hebben, putjes vertonen, overdwarse richels hebben of ernstig beschadigd zijn (figuur 1.14). In heel ernstige gevallen kunnen de nagels zelfs verloren gaan. Bij atopische patiënten met nagelafwijkingen is er ook vaak eczeem aanwezig op de nagelwallen, de huid rondom de nagelplaat.

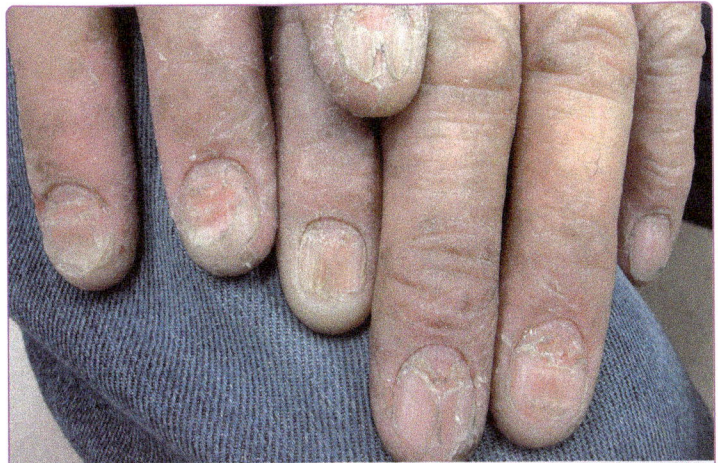

Figuur 1.14 Ernstige nagelbeschadiging door constitutioneel eczeem van de handen.

1.4.8 Alopecia areata

Alopecia areata is een vorm van haaruitval die tweemaal vaker voorkomt bij patiënten met een atopische aanleg dan in de algemene bevolking. De aandoening wordt gekenmerkt door het optreden van kale plekken op de hoofdhuid en/of in de baardstreek. De plek of plekken zijn rond of ovaal en (bijna) geheel kaal (figuur 1.15). De hoofdhuid in de kale gebieden vertoont geen afwijkingen en is glad. Er kunnen korte haarstompjes te zien zijn, die aan het uiteinde breder zijn en daarom 'uitroeptekenharen' genoemd worden. Haren aan de randen van de kale plek kunnen gemakkelijk uitgetrokken worden. Geregeld is er slechts één plek of zijn er enkele plekken, minder vaak is de haaruitval uitgebreid. Sommige patiënten worden helemaal kaal.

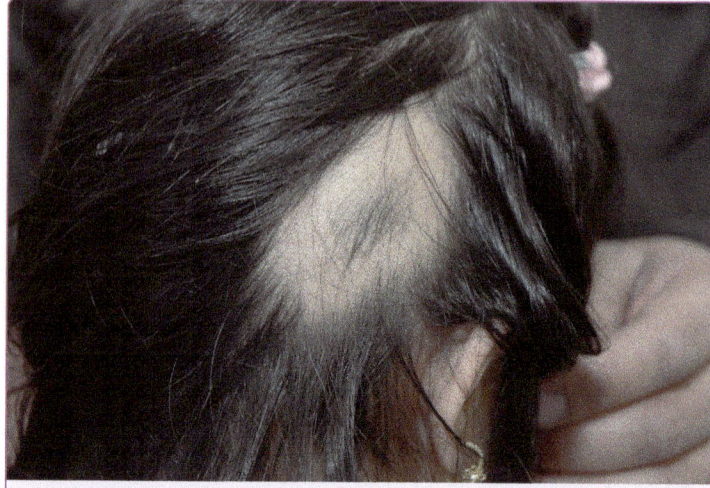

Figuur 1.15 Haaruitval bij alopecia areata.

De oorzaak van alopecia areata is onbekend. Deze vorm van haaruitval komt in de bevolking bij 1 of 2 op de 1000 mensen voor; 20% van de patiënten is kind en meer dan de helft zal zijn eerste kale plek voor het 20e levensjaar krijgen. Het beloop en daarmee de prognose van alopecia areata is onvoorspelbaar. Ongeveer de helft tot driekwart geneest spontaan binnen een jaar. De meeste patiënten zullen echter meer dan één episode van haarverlies hebben. De prognose bij atopische patiënten is slechter.

1.5 Relatie met astma en hooikoorts

1.5.1 Atopisch syndroom en type-I-overgevoeligheidsreactie

Constitutioneel eczeem wordt ook wel atopisch eczeem genoemd, omdat het onderdeel is van het zogeheten atopisch syndroom, waartoe naast eczeem ook hooikoorts en astma gerekend worden. Atopie is gedefinieerd als een persoonlijke of familiaire aanleg om IgE-antilichamen (antistoffen, afweerstoffen; IgE = immunoglobuline E) te produceren op lage doses allergenen (stoffen waarvoor men allergisch kan worden) en om de typische symptomen van astma (par. 1.5.3), rinoconjunctivitis (hooikoorts, par. 1.5.4) of eczeem te krijgen. Andere allergische ziektebeelden, die kunnen optreden bij patiënten met een atopische aanleg zijn voedselallergie (par. 1.6.1), netelroos (par. 1.6.2), insectengifallergie en anafylaxie (par. 1.6.4).

Met uitzondering van het constitutioneel eczeem worden deze beelden veroorzaakt door een overgevoeligheidsreactie type I, de directe of onmiddellijke overgevoeligheidsreactie. Eerst worden specifieke IgE-antilichamen tegen één of meer allergenen aangemaakt. Deze immunoglobulinen komen vooral voor in de huid en de slijmvliezen (mond- en keelholte, longen, darmen), en zijn gebonden aan zogeheten mestcellen. De patiënt is nu 'gesensibiliseerd'. Bij een volgend contact bindt het allergeen zich aan de antilichamen, waardoor uit de mestcellen histamine en andere zogeheten mediatoren, zoals prostaglandinen en leukotriënen, vrijkomen. Histamine kan onder meer aanleiding geven tot uitzetting van bloedvaten (vasodilatatie), samentrekken van de slagaderen in het hart (coronairspasme), verhoogde productie van slijm, jeuk, snelle hartslag (tachycardie), toegenomen samentrekken van de hartspieren en vernauwing van de luchtwegen (bronchospasmen). Door deze uitstorting van histamine en andere mediatoren treden binnen 30-60 minuten allergische klachten op. De mogelijke symptomen van een type-I-allergische reactie zijn opgesomd in tabel 1.1.

Tabel 1.1 Mogelijke tekenen en symptomen van een type-I-overgevoeligheidsreactie

Orgaan(systeem)	Verschijnselen
huid en slijmvliezen	roodheid, jeuk, galbulten, angio-oedeem, roodgevlekte huid (lijkt op mazelen), jeuk aan de lippen, tong en verhemelte, zwelling van de tong, lippen en huig, jeuk in het oog, roodheid en zwelling van het oogbindvlies (conjunctiva)
ademhalingswegen	• *neus:* jeuk, verstopping, lopende neus, niezen • *keel:* jeuk en dichtzitten van de keel, moeilijk kunnen slikken, heesheid en een droog staccato gekuch • *longen:* ademnood (dyspneu), klemmend gevoel op de borst, diep hoesten en piepen, ademstilstand
hart en vaatstelsel	verlaagde bloeddruk, gevoel van flauwte, bewusteloosheid, pijn op de borst, onregelmatig hartritme, hartstilstand
oren	jeukgevoel in de uitwendige gehoorgang
maag-darmstelsel	misselijkheid, pijnlijke buikkrampen, overgeven, diarree
zenuwstelsel	duizeligheid, spierzwakte, epileptische aanvallen, incontinentie voor urine of ontlasting, neerslachtigheid, doemgevoel, veranderde bewustzijnstoestand
overige	baarmoedersamentrekkingen (contracties) bij vrouwen

Het constitutioneel eczeem staat hier niet bij. Bestaand eczeem kan weliswaar soms door een type I-allergische reactie verergeren, maar het eczeem wordt nooit (geheel) door allergie veroorzaakt. Het wordt derhalve niet als een allergische aandoening beschouwd.

1.5.2 De allergenen

De stoffen waartegen atopische mensen IgE-antilichamen kunnen maken, zijn vooral voedingsallergenen en inhalatieallergenen.
De voedingsallergenen worden besproken in paragraaf 1.6.1.2. Inhalatieallergenen zijn allergenen die via de lucht in de ogen, maar vooral door inademing in de luchtwegen terechtkomen. Een inhalatieallergie uit zich vooral als hooikoorts en astma.
Inhalatieallergenen zijn afkomstig van – in volgorde van belangrijk-

heid – huisstofmijten, pollen (stuifmeel), dieren en schimmels. Huisstofmijten kunnen allergische reacties in de ogen en luchtwegen veroorzaken; ze zijn de belangrijkste oorzaak van astma. Pollen veroorzaken vooral allergische reacties in ogen en neus; ze zijn doorgaans te groot om diep in de ademhalingswegen door te dringen. Het vóórkomen van allergische klachten door pollen loopt parallel aan het seizoengebonden verschijnen daarvan in de lucht: boompollen (berk, els, hazelaar) in het vroege voorjaar, graspollen van het voorjaar tot in de herfst en sommige kruiden (bijvoet, weegbree, *Ambrosia*) in het najaar. De allergenen van huisdieren zoals katten en honden kunnen aanleiding geven tot hooikoorts en astmatische verschijnselen bij patiënten die daar allergisch voor zijn. Atopische sensibilisatie komt zeer veel voor.

1.5.3 Astma

Astma is een van de belangrijkste allergische aandoeningen die de laatste jaren bij steeds meer patiënten voorkomt. Deze ziekte van de luchtwegen wordt gekenmerkt door episodes van kortademigheid, piepende ademhaling, hoesten en soms opgeven van slijm. De klachten kunnen in aanvallen optreden, maar ook een meer chronisch karakter hebben. De ziekte kan al op jonge leeftijd ontstaan. Bij kinderen en jongvolwassenen heeft het vaak een allergische oorsprong, maar karakteristieker voor astma is de hyperreactiviteit, een verhoogde gevoeligheid voor niet-allergische prikkels. Een belangrijke uiting daarvan is het optreden van een aanval van astma tijdens inspanning, zoals sporten, en bij een virusinfectie, zoals neusverkoudheid of griep.

1.5.4 Hooikoorts

Onder hooikoorts verstaat men een allergische ontsteking van het neusslijmvlies (rinitis), het oogbindvlies (conjunctivitis) of een combinatie daarvan (rinoconjunctivitis). Allergische neusklachten komen frequent voor.

Allergische conjunctivitis is een ontsteking van het oogbindvlies. De seizoengebonden conjunctivitis wordt veroorzaakt door pollen, conjunctivitis die het hele jaar bestaat door allergie voor huisstofmijt. De oogontsteking wordt gekenmerkt door rode ogen, jeuk en branderigheid, tranen en eventueel opgezwollen oogleden. Meestal gaat een oogontsteking samen met een ontsteking van het neusslijmvlies.

1.5.5 Risico op het ontwikkelen van astma en hooikoorts bij kinderen met eczeem

Kinderen met constitutioneel eczeem hebben – omdat eczeem immers een onderdeel is van het atopisch syndroom – een sterk verhoogd risico op het ontwikkelen van allergische luchtwegklachten.

Van alle kinderen met eczeem jonger dan 3 jaar zal waarschijnlijk ongeveer een derde astma krijgen en bijna 60% hooikoorts. De kans hierop is groter bij kinderen met ernstig eczeem en bij diegenen bij wie atopische ziekten in de familie voorkomen. Het is niet bekend of de aanwezigheid van huisdieren, zoals katten en honden, in het gezin van jonge kinderen met eczeem de kans op sensibilisatie daartegen en het ontstaan van astma en rinoconjunctivitis verhoogt.

1.6 Andere allergische aandoeningen

1.6.1 Voedselallergie

1.6.1.1 Wat is voedselallergie?

We spreken van een voedselallergie wanneer iemand een aantal typische klachten krijgt na het eten van een bepaald voedingsmiddel. Schattingen over het voorkomen van voedselallergieën variëren nogal. Ze schommelen tussen de 3-6% voor jonge kinderen en rond de 2% voor volwassenen. Een voedselallergie is waarschijnlijker als de patiënt al constitutioneel eczeem of een allergische ziekte heeft (bijvoorbeeld hooikoorts of astma) en als de klachten telkens bij hetzelfde voedingsmiddel optreden. De verschijnselen ontstaan binnen een half tot twee uur na het eten van het betreffende voedsel. Veelvoorkomende klachten zijn jeuk in de ogen, een loopneus, benauwdheid, en roodheid en zwelling van de huid. Bij een ernstige reactie kunnen bloeddrukdaling, gevolgd door duizeligheid, wegraken en shock het gevolg zijn. Bij zuigelingen komen kolieken (darmkrampen), ontroostbaar huilen, braken en voedselweigering ook regelmatig voor. Op deze leeftijd (0-2 jaar) kan voedselallergie incidenteel constitutioneel eczeem verergeren, vooral door allergie voor koemelk of kippenei. Verergering van eczeem als *enige* uiting van voedselallergie is echter zeldzaam.

Men moet bij constitutioneel eczeem vooral aan invloed van voedsel denken wanneer er ook symptomen van voedselallergie zijn en wanneer het kind ernstig eczeem heeft dat onvoldoende reageert op de gebruikelijke therapie met hormoonzalven. Bij oudere kinderen en volwassenen is er meestal sprake van het zogeheten orale allergiesyndroom, dat wordt gekenmerkt door jeuk, branderigheid en zwelling van de lippen en mondholte, vooral bij het eten van fruit, groenten en noten (par. 1.6.1.4).

1.6.1.2 Welke voedingsmiddelen veroorzaken voedselallergie?
Voorbeelden van voedingsmiddelen die allergische reacties kunnen veroorzaken, zijn opgesomd in kader 1.1.

> **Kader 1.1 Voorbeelden van voedingsmiddelen die allergische reacties kunnen veroorzaken**
> - koemelk
> - kippenei
> - pinda
> - noten: vooral hazelnoten, minder vaak walnoten, pecannoten, cashewnoten, paranoten, pistachenoten, macademianoten
> - vruchten: vooral steen- of pitvruchten uit de rozenfamilie: appel, perzik, peer, kers; kiwi, meloen, watermeloen, komkommer
> - vis
> - schaaldieren
> - schelpdieren
> - zaden: sesamzaad, zonnebloempitten, pijnboompitten
> - soja
> - tarwe

De allergenen zijn bepaalde eiwitten in het voedsel. Sommige voedingsmiddelen, zoals koemelk en kippenei, zijn vooral belangrijk bij jonge kinderen, andere, zoals fruit, noten en groenten, juist bij volwassenen. Pinda's zijn voor zowel volwassenen als kinderen een belangrijke oorzaak van allergische klachten. Koemelkallergie kan al op de leeftijd van 3 maanden allergische reacties veroorzaken. Er zijn gelukkig hypoallergene melkproducten, waarin de hoeveelheden van de melkallergenen zo gering zijn dat kinderen met melkallergie er geen last van hebben. Pinda's zijn samen met noten (een pinda is een peulvrucht, geen noot) verantwoordelijk voor de zwaarste reacties, maar ook milde klachten komen voor. De meest voorkomende notenallergie is die voor hazelnoten. Bij volwassenen is een allergie voor één of meerdere fruitsoorten de meest voorkomende voedselallergie. De belangrijkste veroorzakers zijn steen- of pitvruchten uit de rozenfamilie, zoals appel, perzik, peer en kers. In het merendeel van de gevallen zijn de reacties mild, in de vorm van het orale allergiesyndroom (par. 1.6.1.4). Bewerking (verhitting) van het fruit voor consumptie, bijvoorbeeld tot sap, moes, jam of compote, zorgt er meestal voor dat het allergeen kapotgaat en het product zonder problemen gegeten kan worden.

Koemelkallergie heeft de neiging om in de loop van de tijd spontaan te verdwijnen: bij 50, 70 en 85% van de kinderen respectievelijk op de leeftijd van 1, 2 en 3 jaar. Ook allergie voor kippenei is meestal een voorbijgaand verschijnsel. Bij volwassenen echter treedt in de loop van de tijd nauwelijks verandering op en een pinda-allergie blijft meestal levenslang bestaan.

1.6.1.3 Kruisallergie

Veel voedingsmiddelen bevatten allergenen die lijken op die in andere voedingsmiddelen. In zulke gevallen kan een zogeheten kruisallergie optreden: men reageert op meerdere voedingsmiddelen die verwante allergenen bevatten. Een belangrijke groep kruisallergenen komt voor in de groep peulvruchten – waartoe ook de pinda's behoren – zoals erwten, sperziebonen, bruine en witte bonen, soja en lupinezaden. Ook binnen de groep van de noten is kruisallergie niet zeldzaam en wordt geschat op 50%. Meestal gaat het om de hazelnoot en de walnoot. Een allergie voor fruit is vaak het gevolg van een kruisallergie met berkenpollen, het zogeheten para-berksyndroom. Dat komt doordat het belangrijkste allergeen in berkenpollen veel lijkt op allergenen die voorkomen in steen- of pitvruchten en in noten. Bij ongeveer 70% van de patiënten met hooikoorts en overgevoeligheid voor berkenpollen ziet men na een aantal jaren een voedselallergie ontstaan, vaak als eerste voor appel en hazelnoot (par. 1.6.1.4).

1.6.1.4 Orale allergiesyndroom

Het orale allergiesyndroom is een vorm van voedselallergie die voornamelijk voorkomt bij volwassenen, soms bij oudere kinderen.

De kenmerken zijn jeuk en branderigheid van de lippen en mondholte, die kan doortrekken naar de oren. Soms is er ook zwelling. De symptomen zijn een uiting van contacturticaria (par. 1.6.3) en worden vooral veroorzaakt door allergie voor fruit, groenten en noten.

Het gaat vaak om patiënten met hooikoorts, die na verloop van tijd allergisch gaan reageren op één of meer voedingsmiddelen. Dit noemt men kruisallergie: de allergenen in de betreffende voedingsmiddelen lijken veel op die van de boompollen, graspollen of onkruidpollen, die de hooikoorts veroorzaken. Zo reageert meer dan de helft van alle hooikoortspatiënten die allergisch zijn voor berkenpollen, met het orale allergiesyndroom op steenvruchten, zoals appel peer, kers en perzik, en op boomnoten, zoals de hazelnoot, walnoot en amandel. Dit wordt het para-berksyndroom genoemd.

1.6.2 Netelroos (urticaria)

Netelroos (synoniemen: galbulten, urticaria) wordt gekenmerkt door heftig jeukende kwaddels op de huid. De afwijkingen zijn een halve tot vijf centimeter groot, iets verheven (door vocht in de huid: oedeem), centraal wat bleker van kleur of roze en omgeven door een rode hof (zelfde als de branderige huidafwijking die ontstaat bij contact met brandnetels). Meestal zijn er meerdere afwijkingen verspreid over het lichaam.

Kenmerkend voor netelroos is dat de plekken snel ontstaan en dat individuele afwijkingen binnen 3-6 uur (uiterlijk 24 uur) weer verdwenen zijn; op datzelfde moment komen er vaak nog nieuwe plekken bij. Ongeveer 20% van de bevolking maakt op een gegeven moment een episode met netelroos door.

1.6.3 Contacturticaria

Bij contacturticaria (ook wel 'directe contactreacties' genoemd) ontstaan binnen enkele minuten tot een uur na contact met bepaalde stoffen op een intacte (niet-beschadigde) huid op die plaats jeukende kwaddels. Dat zijn verheven afwijkingen met een bleekrood centrum omgeven door roodheid. De zwelling van de huid wordt veroorzaakt door het uittreden van vocht uit de bloedvaten in de omgevende huid (oedeem) en de roodheid door uitzetting van de bloedvaten. De contacturticariële reactie is meestal beperkt tot de plaats van contact en verdwijnt weer binnen twee uur. De zwelling kan zich echter ook rondom de contactplaats uitbreiden of uitgebreide netelroos veroorzaken. In ernstige gevallen kunnen er symptomen van het maag-darmkanaal (misselijkheid, braken, diarree) of de luchtwegen (benauwdheid) optreden en kan de patiënt zelfs flauwvallen (anafylactische shock).

Een groot aantal geneesmiddelen, voedingsmiddelen, cosmetica, planten, dierlijke producten en industriële stoffen kan contacturticaria veroorzaken. De reacties worden onderverdeeld in allergische en niet-allergische contacturticaria. Nagenoeg alle allergische vormen zijn het gevolg van de aanwezigheid van IgE-antilichamen en treden dus op bij atopische patiënten. Bekende oorzaken van allergische contacturticaria zijn voedingsmiddelen, lokale geneesmiddelen en dierlijke producten. In het geval van voedingsmiddelen gaat het meestal om ei, koemelk, tarwe, vis en pinda bij jonge kinderen. Deze vorm van voedselallergie kan aanleiding geven tot weigeren van een voedingsmiddel door het kind, braken en galbulten (netelroos) rond de mond en op de handen (par. 1.6.1.1). Bij de dierlijke producten kan het gaan om het speeksel van bijvoorbeeld een hond of een kat; de voor honden of katten allergische patiënt krijgt dan jeukende kwaddels op de plaats waar het dier hem likt.

1.6.4 Anafylaxie

Anafylaxie is een algemene allergische reactie van het lichaam, die binnen enkele minuten tot een uur kan ontstaan. Er zijn meerdere organen bij deze – soms levensbedreigende – reactie betrokken, waaronder de huid. Hoe sneller de reactie optreedt, des te ernstiger is het beloop. De mogelijke symptomen van anafylactische reacties zijn opgesomd in tabel 1.1. Eén van de mogelijke oorzaken is inname van bepaalde voedingsmiddelen, zoals pinda, noten, koemelk, kippenei, schaal- en schelpdieren of vis.

1.7 Allergologisch onderzoek

Bij het allergologisch onderzoek wordt naast de ziektegeschiedenis (anamnese) en het lichamelijk onderzoek gebruikgemaakt van twee soorten testen: bloedtesten en huidtesten. Bij de bloedtesten worden de totale hoeveelheid IgE en/of IgE-antilichamen tegen bepaalde allergenen (allergeenspecifiek IgE) in het bloed bepaald. Bij de huidtesten wordt op of in de huid naar de reactie op een bepaald allergeen gekeken.

1.7.1 Huidpriktest en intracutane test

De meest gebruikte huidtesten zijn de huidpriktest en (minder vaak) de intracutane test. Bij de huidpriktest wordt een druppel met een gestandaardiseerde hoeveelheid van een bepaald allergeen (gestandaardiseerd extract) op de huid aangebracht, waarna de huid met een steriele naald wordt aangeprikt. Als controle dienen druppels met een fysiologische bufferoplossing (deze mag geen reactie geven: de negatieve controle) en een druppel met een histamineoplossing (deze behoort een reactie te geven: de positieve controle) te worden gegeven. Bij de intracutane huidtest wordt een kleine hoeveelheid van een allergeenoplossing in de huid (intracutaan) ingespoten.

Deze testen worden meestal op de arm gedaan en worden na 15 tot 30 minuten afgelezen. Een positieve reactie is zichtbaar als een wit bultje met een rode hof eromheen. De grootte van het bultje is een maat voor de sterkte van de reactie. Bij de intracutane test is er een – overigens zeer kleine – kans op een ernstige reactie (anafylaxie; par. 1.6.4), zodat deze test bij voorkeur in een ziekenhuis wordt uitgevoerd. De huidpriktest wordt wel in de huisartsenpraktijk gedaan. Na de test blijft de patiënt altijd nog minimaal een halfuur onder observatie.

1.7.2 Wat betekent een positieve test?

Met behulp van de bloed- of de huidtest kan worden aangetoond dat de patiënt IgE-antilichamen heeft tegen één of meer allergenen. Dit bewijst dat de patiënt *gesensibiliseerd* is tegen de betreffende stoffen. Sensibilisatie leidt echter lang niet altijd, feitelijk in minder dan de helft van de gevallen, tot allergische symptomen. Men kan daarom uit een positieve bloed- of huidtest niet automatisch de conclusie trekken dat dit allergeen *klinisch relevant* is, dat wil zeggen dat contact met deze stof ook echt allergische verschijnselen geeft. Heel veel mensen hebben namelijk wel antilichamen, maar ontwikkelen helemaal geen allergische klachten wanneer ze met de betreffende allergenen in contact komen, ze inademen of eten. Zo heeft 6 tot 8% van alle gezonde kinderen (kinderen zonder eczeem en zonder verschijnselen van voedselallergie) wel allergeenspecifiek IgE tegen voedingsmiddelen in het bloed.

Met andere woorden: een positieve bloed- of huidtest geeft nadrukkelijk niet aan dat de diagnose allergie gesteld kan worden, waarbij allergie gedefinieerd is als de aanwezigheid van acute allergische symptomen na blootstelling aan het betreffende allergeen.

Het aantonen van sensibilisatie moet altijd gevolgd worden door het bepalen van de relevantie daarvan, dat wil zeggen in hoeverre de voor allergie verdachte klachten waarmee de patiënt komt, veroorzaakt of verergerd worden door de aangetoonde sensibilisatie. Blijkt de testuitslag inderdaad relevant, dan pas mag men spreken van een allergie. Bij voedingsmiddelen wordt de relevantie bij voorkeur onderzocht met behulp van de provocatietest, waarbij de patiënt het verdachte voedingsmiddel in geleidelijk oplopende hoeveelheden te eten krijgt.

Omgekeerd is het zo dat een *negatieve* bloed- of huidtest ook niet helemaal uitsluit dat er allergische verschijnselen kunnen optreden (foutnegatieve reacties).

1.7.3 Hoe nuttig zijn bloed- en huidtesten bij patiënten met constitutioneel eczeem?

Veel (ouders van) patiënten met constitutioneel eczeem vermoeden dat een allergie – meestal voor voedsel – een belangrijke rol speelt bij de huidafwijking en zij dringen aan op het verrichten van 'allergietesten'. Huisartsen, en ook medisch specialisten, zijn hier echter vaak terughoudend mee. Dat heeft een goede reden: het uitvoeren van de bloed- of huidtest bij een patiënt *met alleen constitutioneel eczeem* is zelden zinvol.

Nu kunnen er inderdaad bij verreweg de meeste van deze patiënten specifieke IgE-antilichamen worden aangetoond. Deze antilichamen zijn bij (kleine) kinderen vaak gericht tegen melk, ei, vis, pinda of noten. Bij oudere kinderen en volwassenen gaat het (ook) om antilichamen tegen inhalatieallergenen: huisstofmijt, pollen, huidschilfers van dieren en schimmels. Bij kinderen (vooral als ze ouder zijn dan 2 jaar) geeft het weglaten uit het dieet van de voedingsmiddelen waartegen sensibilisatie is aangetoond (een eliminatiedieet) echter zelden een duidelijke verbetering van het eczeem, en zeker niet bij kinderen met mild tot matig eczeem die goed op behandeling met hormoonzalven reageren (een mogelijke uitzondering is bij sensibilisatie tegen kippenei). Ook het vermijden van dieren en andere inhalatieallergenen, zoals door huisstofmijtwerende maatregelen, zal zelden resulteren in verbetering van het eczeem. Het is dan ook meestal niet zinvol om bij mensen die alleen constitutioneel eczeem hebben allergietesten te verrichten, omdat het geen gevolgen heeft voor de behandeling van het eczeem.

Bij de volgende categorieën patiënten ligt de situatie anders en kan aanvullend onderzoek wel aangewezen zijn:

1. Patiënten met eczeem die ook astma of hooikoorts hebben. Bij deze aandoeningen spelen inhalatieallergenen namelijk wel een rol bij het ontstaan of verergeren van de luchtwegklachten. Vooral in het geval van huisdieren in een gezin kan het belangrijk zijn om te weten of de patiënt antilichamen tegen het desbetreffende dier heeft.
2. Patiënten met eczeem die andere verschijnselen hebben van een type-I-allergie, zoals acute netelroos (par. 1.6.2) of anafylaxie (par. 1.6.4).
3. Kinderen jonger dan 2 jaar met eczeem die (ernstige) symptomen van voedselallergie hebben. Hiertoe behoren roodheid en zwelling van de mond en de huid daaromheen tijdens het eten, braken, weigeren van een voedingsmiddel, snel ontstane rode uitslag op de huid of netelroos (par. 1.6.1 en 1.6.2).
4. Patiënten met eczeem die ook symptomen van het orale allergiesyndroom hebben (meestal volwassenen en oudere kinderen). Hierbij is zowel onderzoek naar inhalatieallergenen (vooral pollen van gras, bomen en bijvoet) als voeding (groenten, vruchten, noten) zinvol (par. 1.5.2).

1.7.4 Eliminatiedieet bij verdenking op voedselallergie

Bij het aantonen van specifieke IgE-antistoffen tegen voedingsmiddelen wordt de relevantie daarvan (d.w.z. of deze antistoffen bij het eten of drinken van de desbetreffende voedingsmiddelen aanleiding geven tot allergische klachten bij de patiënt) onderzocht met behulp van de provocatietest, waarbij de patiënt het verdachte voedingsmiddel in geleidelijk oplopende hoeveelheden te eten krijgt. Dit moet bij voorkeur dubbelblind gebeuren, dat wil zeggen dat noch de patiënt, noch de verpleegkundige of de arts die er bij aanwezig is, weet of de patiënt echt het voedingsmiddel krijgt (verpakt in ander voedsel) of alleen het andere voedsel (placebo). Deze test is echter niet eenvoudig uit te voeren en zeer tijdrovend. Ook kunnen er ernstige anafylactische reacties (algemene allergische reacties, par. 1.6.4) optreden, zodat de provocatietesten altijd in het ziekenhuis worden uitgevoerd. In de praktijk wordt daarom meestal gekozen voor (tijdelijke) eliminatie (bij eczeem gedurende vier weken) en vervolgens herintroductie (provocatie). Wanneer de klachten verdwijnen tijdens de eliminatiefase en weer terugkeren tijdens de herintroductiefase, steunt dit de diagnose voedselallergie. Bij deze open (niet dubbelblinde) provocatie kunnen echter foutpositieve uitslagen optreden: men interpreteert bepaalde verschijnselen ten onrechte als allergische symptomen. Daarom moet men terughoudend zijn met het stellen van de diagnose voedselallergie op grond van open eliminatie en provocatie.

Een eliminatiedieet mag *nooit* alleen op basis van sensibilisatie (specifiek IgE of positieve huidtest) worden voorgeschreven. Een dieet kan namelijk leiden tot voedingsdeficiënties (gebrek aan bepaalde voedingsstoffen), psychosociale isolatie en het ontwikkelen van acute allergische klachten wanneer het voedsel na verloop van tijd weer wordt gegeven. Bij een eventueel dieet wordt de samenwerking met een diëtiste gevraagd (par. 5.1.3). De effectiviteit van het dieet moet jaarlijks opnieuw worden geëvalueerd met behulp van provocatietesten, vooral omdat veel voedingsallergieën bij kinderen na verloop van tijd vanzelf verdwijnen.

1.7.5 Allergologisch onderzoek bij de huisarts

De meeste huisartsen zullen – conform het advies van de NHG-Standaard *Constitutioneel Eczeem* 2006 en de NHG-Standaard *Voedselovergevoeligheid* 2010 van het Nederlands Huisartsen Genootschap – alleen nader onderzoek doen naar voedingsallergie bij kinderen jonger dan 1 jaar bij wie naast hun eczeem ook mogelijk aan voedsel gerelateerde allergische klachten bestaan, zoals acute allergische huidreacties, maag-darmklachten of klachten van de luchtwegen. Het gaat dan om een eliminatie-provocatieprocedure bij verdenking op koemelkallergie. In de meeste gevallen wordt dit op het consultatiebureau gedaan en komt de huisarts er niet aan te pas. Wel heeft de jeugdarts officieel de taak dit aan de huisarts door te geven.

Eerst wordt de koemelk vier weken weggelaten. Als dat geen verbetering geeft, is allergie voor koemelk nagenoeg uitgesloten. Indien het echter resulteert in verbetering van de klachten, volgt provocatie, herintroductie van koemelkvoeding. Als het eczeem bij provocatie verergert, worden voedingsmiddelen met koemelk uit het dieet weggelaten.

Deze test wordt in de huisartsenpraktijk *niet* verricht bij:
- patiënten met een eerdere ernstige reactie op voedsel, zoals anafylaxie, gegeneraliseerde netelroos of heftig jeukende huiduitslag, herhaaldelijk braken en kortademigheid;
- patiënten met uitsluitend niet te objectiveren verschijnselen, zoals misselijkheid, jeuk, buikpijn, onrustig gedrag of ernstig therapieresistent constitutioneel eczeem.

In deze gevallen wordt de patiënt voor nader onderzoek verwezen naar het ziekenhuis. Dat geldt ook bij verdenking op allergie voor voedingsmiddelen anders dan koemelk.

1.7.6 Allergologisch onderzoek in het ziekenhuis (dermatoloog)

De patiëntengroep die wordt verwezen naar het ziekenhuis zal over het algemeen ernstiger verschijnselen hebben, zodat de kans op allergische manifestaties bij hen groter is. In het ziekenhuis zal de specialist (dermatoloog, kinderarts, allergoloog) aan (ouders van) patiënten met moeilijk te behandelen constitutioneel eczeem vaak adviseren om allergologisch onderzoek uit te voeren, vooral wanneer er ook aanwijzingen zijn voor type-I-allergische aandoeningen zoals hooikoorts, astma, voedingsallergie (waaronder het orale allergiesyndroom), netelroos of anafylaxie. Ook kan een serieus vermoeden op verergering van eczeem door allergenen een reden tot nader onderzoek zijn. In het merendeel van de gevallen wordt gekozen voor bloedtesten op specifiek IgE, huidpriktesten of beide (par. 1.7.1).

1.8 Samenvatting

Constitutioneel eczeem is een jeukende, erfelijke huidziekte, die meestal een chronisch beloop heeft. Het komt wereldwijd bij 10-20% van de kinderen en bij 1-3% van de volwassenen voor. Op heel jonge leeftijd (0-2 jaar) is het eczeem vooral gelokaliseerd op het gezicht en de ledematen. De kenmerken zijn roodheid, blaasjes, schilfering en pukkels met vocht erin. Door krabben en kapotgaan van blaasjes wordt het eczeem nattend ('dauwworm') en bij indrogen van het vocht ontstaan korsten. Vanaf de leeftijd van ongeveer 2 jaar is het eczeem vooral gelokaliseerd in de elleboogsplooien, de knieholtes, zijkanten van de hals, op de polsen en de enkels. Het beeld wordt nu gekenmerkt door schilfering, (opengekrabde) pukkels en lichenificatie (verdikking van de huid met vergroving van de huidlijnen: 'olifantenhuid'). In de volwassen fase (vanaf 12 jaar) gaan steeds meer prurigo-elementen overheersen: opengekrabde papels, die geleidelijk steeds harder en groter worden.

De huid is nagenoeg altijd (zeer) droog en gevoelig voor irritatie.

De diagnose constitutioneel eczeem wordt gesteld op de combinatie van de ziektegeschiedenis (anamnese) en de klinische verschijnselen.

Constitutioneel eczeem wordt ook atopisch eczeem genoemd, omdat het onderdeel is van het atopisch syndroom, waartoe naast eczeem ook hooikoorts en astma gerekend worden. Van alle kinderen met eczeem jonger dan 3 jaar zal waarschijnlijk 1 op de 3 astma krijgen en bijna 60% hooikoorts. Andere ziektebeelden die kunnen optreden bij patiënten met constitutioneel eczeem zijn voedselallergie, netelroos, insectengifallergie en anafylaxie. Met uitzondering van het constitutioneel eczeem worden deze beelden veroorzaakt door een overgevoeligheidsreactie type-I (directe of onmiddellijke overgevoeligheidsreactie) op voedingsmiddelen, zoals ei, koemelk, vis, schaaldieren, pinda en noten, of inhalatieallergenen, zoals huisstofmijt, pollen en dierenharen.

Allergietesten (bloedtest, huidtest) worden meestal niet gedaan bij patiënten die alleen constitutioneel eczeem hebben. Het vermijden van de stoffen waartegen men antilichamen heeft, blijkt namelijk zelden te leiden tot verbetering van het eczeem. Wanneer er naast het eczeem symptomen zijn van voedselallergie, astma, hooikoorts of andere allergische aandoeningen, is testen wel zinvol.

HOOFDSTUK 2
Hoe komt het eigenlijk?

Dr. Anton de Groot

Om maar meteen met de deur in huis te vallen: 'dé oorzaak' van constitutioneel eczeem is niet bekend en die bestaat eigenlijk ook niet. Constitutioneel eczeem is namelijk een *multifactoriële* aandoening: vele factoren spelen een rol bij het ontstaan ervan en de wijze waarop het eczeem zich manifesteert. Erfelijke aanleg is de belangrijkste factor. Momenteel worden vooral erfelijk bepaalde structuurafwijkingen in de hoornlaag van de huid met een verminderde barrièrefunctie als zeer belangrijk in de ontstaanswijze van constitutioneel eczeem beschouwd. Daarnaast zijn er zogeheten omgevingsfactoren, die een rol kunnen spelen bij zowel het ontstaan als het verergeren van eczeem. Deze worden onderverdeeld in niet-allergische en allergische factoren. In tegenstelling tot wat meestal gedacht wordt, speelt allergie een (zeer) beperkte rol.

2.1 Erfelijke aanleg

Het is al heel lang bekend dat erfelijke factoren een belangrijke rol spelen bij het ontstaan van constitutioneel eczeem. Wanneer één ouder of beide ouders eczeem heeft (hebben), is het risico dat de kinderen het ook zullen krijgen (sterk) verhoogd. Dat is ook het geval wanneer de ouders aan astma of hooikoorts lijden, de twee andere ziekten van het atopisch syndroom. Bij 70% van de kinderen met constitutioneel eczeem komt eczeem, astma of hooikoorts in de familie voor. Uit onderzoek bij eeneiige (identieke) en twee-eiige (niet-identieke) tweelingen is gebleken dat erfelijke factoren bij het ontstaan van eczeem belangrijker zijn dan omgevingsfactoren; hun bijdrage wordt geschat op 70%.

Veel patiënten met constitutioneel eczeem hebben een droge, gevoelige huid, waarvan de barrièrefunctie, die het organisme beschermt tegen verlies van water en tegen aanvallen van buitenaf, verminderd is. Ongeveer 60% van de patiënten met constitutioneel eczeem heeft mutaties in het *filaggrine*-gen op chromosoom 1q21. Filaggrine is een eiwit in de opperhuid en speelt een belangrijke rol speelt bij een goede barrièrefunctie van deze opperhuid. Door de mutatie in het *filaggrine*-gen is de hoeveelheid filaggrine in de huid verminderd en dat tast die barrièrefunctie aan, zodat irriterende stoffen, allergenen en micro-organismen gemakkelijker binnendringen. Dit wordt momenteel als essentieel in het ontstaan van constitutioneel eczeem beschouwd.

2.2 Omgevingsfactoren

2.2.1 Niet-allergische omgevingsfactoren

De normale huid beschermt de mens tegen invloeden van buitenaf, zoals stoffen die irriteren (irritantia), stoffen waarvoor men allergisch kan worden (allergenen) en micro-organismen (bacteriën, virussen, schimmels). De hoornlaag van de huid (stratum corneum, het buitenste laagje van de opperhuid) speelt bij deze barrièrefunctie een belangrijke rol.

Door zijn genetische aanleg is bij de atopische patiënt (althans bij velen van hen) de samenstelling van de huid veranderd: de hoeveelheid filaggrine-eiwit is verminderd en dat geldt ook voor de vetten in het stratum corneum. Deze structuurafwijkingen leiden tot een verstoorde (verminderde) barrièrefunctie van de huid. Dit op zijn beurt resulteert in een toegenomen verdamping van water, wat de droge huid van patiënten met constitutioneel eczeem verklaart. Daarnaast is de huid gevoeliger voor het binnendringen en inwerken van irritantia, allergenen en micro-organismen. Een recente hypothese is dat het lichaam daarop reageert met het produceren van IgE-antistoffen tegen de allergenen (voedselallergenen, inhalatieallergenen), bacteriën en schimmels. Deze productie van IgE-antilichamen tegen bijvoorbeeld huisstofmijt, pollen, dierenharen en schimmels, als reactie op het binnendringen daarvan in de huid, zou mogelijk voor een deel aan de latere ontwikkeling van astma en hooikoorts bijdragen.

Daarnaast is belangrijk dat de patiënt met constitutioneel eczeem bepaalde immunologische afwijkingen heeft die in de huid – ook de niet door eczeem aangedane delen daarvan – aanleiding geven tot een ontstekingsreactie. Men veronderstelt dat de omgevingsfactoren als 'triggers' de niet-zichtbare ontsteking kunnen activeren tot zichtbare huidontsteking in de vorm van het ontstaan of verergeren van eczeem (eczeem is immers een steriele ontstekingsreactie van de huid; par. 1.2).

2.2.1.1 Irriterende stoffen en invloeden

Water is het belangrijkste irritans dat de huid irriteert en verder uitdroogt. Daarom wordt langdurig douchen of baden afgeraden. Andere irriterende stoffen zijn zeep, shampoo, badschuim, afwasmiddelen en schoonmaakmiddelen. Deze ontvetten de huid en verstoren daarmee de barrièrefunctie verder. Contact met water, afwasmiddelen, schoonmaakmiddelen en bijvoorbeeld ook kruiden,

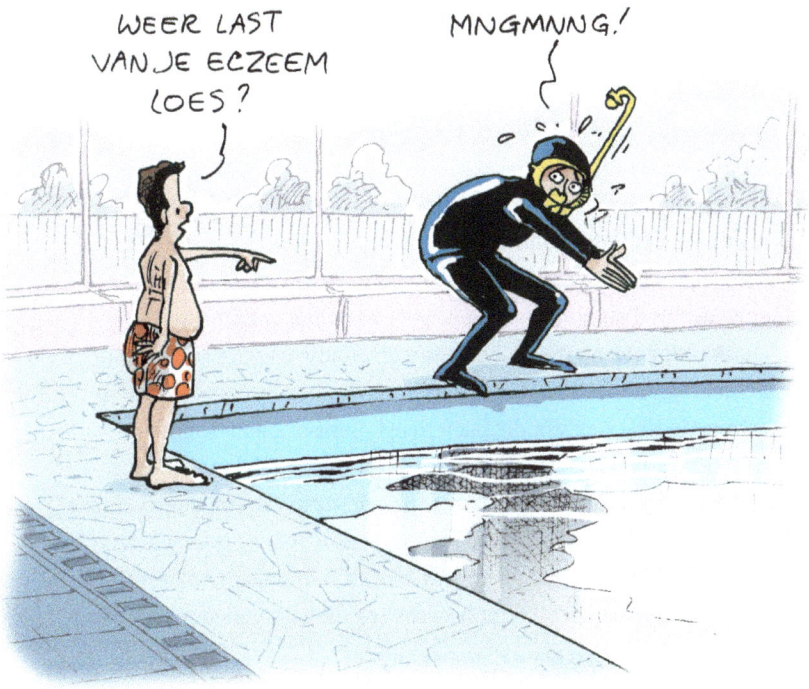

groentesappen en vleessappen verhoogt het risico op het ontstaan of verergeren van ortho-ergisch handeczeem (par. 1.4.6). Zweten irriteert de huid door het zout dat in zweet zit, en heeft een uitdrogend effect. Ook textiel, vooral met ruwe vezels zoals wol, kan aanleiding geven tot jeuk en verergering van eczeem.

2.2.1.2 *De rol van Staphylococcus aureus en andere micro-organismen*
Niet alleen is de huidbarrière verstoord, ook sommige afweermechanismen tegen bacteriën zijn bij patiënten met constitutioneel eczeem minder effectief. Hun huid is daardoor nagenoeg altijd gekoloniseerd met bacteriën zoals *Staphylococcus aureus,* zowel de

eczemateuze alsook de niet-aangedane huid. De neus, oksels en het gebied rond de anus fungeren als reservoir. Ook met zeer intensieve antibacteriële therapie (antibiotica, ontsmettingsmiddelen) lukt het niet deze bacteriën definitief weg te krijgen; na korte tijd komen ze altijd weer terug.

Het immuunsysteem van patiënten met constitutioneel eczeem produceert IgE-antilichamen tegen de stafylokokken, die de verschijnselen van het eczeem kunnen verergeren. Daarnaast scheiden veel stammen van *Staphylococcus aureus* zogeheten superantigenen af, die ook tot een exacerbatie (verergering) van het eczeem kunnen leiden en die bijdragen aan het chronische beloop ervan. Meestal is er van die bacteriële kolonisatie aan de huid of het eczeem niets te zien. In veel gevallen echter zal de secundaire bacteriële infectie zichtbaar worden in de vorm van impetigo vulgaris (beter bekend als krentenbaard) of impetigo bullosa (par. 3.2.1.1). Deze infecties kunnen het eczeem activeren. Dat geldt ook voor infecties met het herpessimplexvirus (eczema herpeticum), waarvoor atopische patiënten extra gevoelig zijn (par. 3.2.1.2). Bij ernstig, moeilijk te behandelen eczeem op het gezicht, hoofd, hals/nek en bovenste deel van de romp bij volwassenen kunnen gisten van het geslacht *Malassezia* (een normale bewoner van de huid) soms een rol spelen.

2.2.1.3 Overige omgevingsfactoren

Weersomstandigheden kunnen invloed hebben op de ernst van het eczeem. Bij sommige patiënten is er verergering in de winter, waarbij uitdroging door lage luchtvochtigheid een rol zal spelen. Bij anderen vlamt het eczeem juist in de zomer op. Warmte, leidend tot zweten, kan dit (deels) verklaren. In periodes dat de patiënt ziek is, heeft eczeem de neiging om actiever te worden, onafhankelijk van de aard van de ziekte.

Stress verandert de barrièrefunctie van de huid en heeft invloed op bepaalde immuunprocessen. Stress kan ook leiden tot meer jeuk en dat geeft weer verdere beschadiging van de huid door krabben. Stress lijkt bij veel patiënten dan ook een zeer belangrijke omgevingsfactor te zijn die constitutioneel eczeem kan verergeren. Interventies die gericht zijn op het verminderen van stress kunnen hun huidmanifestaties en algemeen welbevinden aanzienlijk verbeteren. Ernstige stresssituaties op jonge leeftijd lijken de kans op het zich later ontwikkelen van atopische ziekten (vooral astma) te verhogen, die ook ernstiger zijn en langduriger verlopen.

2.2.2 Allergische omgevingsfactoren

2.2.2.1 *Eczeem en allergie: kip of ei?*
Vroeger werd gedacht dat blootstelling aan allergenen (voedingsmiddelen, inhalatieallergenen; par. 1.5.2) een belangrijke factor is bij het ontstaan van constitutioneel eczeem. Daar wordt tegenwoordig aan getwijfeld. Dat lijkt vreemd, omdat 80% van de patiënten met eczeem specifieke IgE-antilichamen (antistoffen, afweerstoffen) heeft tegen bepaalde voedingsmiddelen (vooral jonge kinderen) of inhalatieallergenen, zoals huisstofmijt, stuifmeel (pollen), dierenharen of schimmels (vooral oudere kinderen en volwassenen); deze patiënten zijn dan 'gesensibiliseerd' tegen de betreffende allergenen. Er zijn echter aanwijzingen dat allergeenexpositie en sensibilisatie niet de *oorzaak* is van de ziekte, maar omgekeerd; dat de sensibilisatie het *gevolg* is van het constitutioneel eczeem. Door de verminderde barrièrefunctie gaan allergenen gemakkelijker door de huid, waartegen het immuunsysteem antistoffen van het type IgE gaat produceren.
Sommige allergenen hebben een vergaande moleculaire overeenkomst met een aantal menselijke eiwitten. Dit zou kunnen

leiden tot een zogeheten auto-immuunreactie, afweerreacties tegen het eigen lichaam. Er zijn diverse eiwitten in de huid van de mens bekend waartegen IgE-antilichamen worden geproduceerd. Daarom wordt soms verondersteld dat auto-immuniteit (mede)verantwoordelijk kan zijn voor het bekende chronische beloop van constitutioneel eczeem.

2.2.2.2 Invloed van allergie op eczeem

Veel kinderen met constitutioneel eczeem hebben IgE-antilichamen tegen voedsel. Dat kan aanleiding geven tot type-I-allergische reacties (par. 1.5.1) van bijvoorbeeld de huid (netelroos), de luchtwegen (loopneus, kortademigheid), het maag-darmkanaal (braken, diarree) of verschillende organen (anafylaxie; par. 1.6.4). Incidenteel kan constitutioneel eczeem verergeren door inname van voedsel waartegen de patiënt antilichamen heeft. Dat is vooral het geval bij jonge kinderen (onder de 4 jaar, de meesten jonger dan 1 jaar) die een ernstige, moeilijk te behandelen vorm van eczeem hebben en die ook andere verschijnselen van voedselallergie vertonen (par. 1.6.1). De aanwezigheid van huisdieren verhoogt de kans op het ontstaan van constitutioneel eczeem niet en er is ook geen afdoende bewijs dat hun aanwezigheid bestaand eczeem verergert.
Volwassenen zijn vaker gesensibiliseerd tegen inhalatieallergenen als huisstofmijt, pollen en dierlijke producten. Bij hoge concentraties specifiek IgE is het eczeem doorgaans wat ernstiger; het is bewezen dat hoe ernstiger het eczeem, des te groter de kans op astma en hooikoorts. Ook kan blootstelling aan deze allergenen een exacerbatie (opvlammen) van eczeem teweegbrengen. Desondanks zal het vermijden ervan, bijvoorbeeld door huisstofmijtwerende maatregelen, niet vaak resulteren in een duidelijke verbetering van het eczeem. Voedselallergie speelt bij volwassenen met constitutioneel eczeem geen rol van betekenis (meer).

2.2.2.3 Contactallergie

Met enige regelmaat wordt bij patiënten met constitutioneel eczeem een contactallergie aangetoond (par. 3.2.3). Dit is een type-IV-overgevoeligheidsreactie, een vertraagde overgevoeligheid. Daarbij wordt men gesensibiliseerd voor allergenen die in contact komen met de huid, zoals metalen, rubber, planten, parfums, cosmetica, lokale geneesmiddelen en beroepscontactstoffen. Contactallergie kan al op jonge leeftijd optreden, maar de kans erop neemt met de leeftijd toe. Bij patiënten met constitutioneel eczeem gaat het vooral om nikkel, (bestanddelen van) cosmetische producten en (bestanddelen van) lokale geneesmiddelen, waaronder in een enkel geval ook de hormoonzalven. Of eczeempatiënten meer of minder kans hebben om deze vorm van allergie te krijgen is niet bekend.

2.3 Toename van atopische ziekten

In de laatste dertig jaar is het percentage mensen in de algemene bevolking dat lijdt aan atopische ziektebeelden (constitutioneel eczeem, astma, hooikoorts) met een factor 2 tot 3 toegenomen. De oorzaak hiervan is niet helemaal duidelijk, maar wordt gezocht in de levensstijl in de westerse landen en een ontregeling van het immuunsysteem door een geringe infectiedruk.

2.3.1 Levensstijl als risicofactor

Constitutioneel eczeem komt het meest voor in de rijke, westerse landen. Dat de westerse levensstijl een risicofactor is, bleek uit vergelijkende studies in het voormalige Oost- en West-Duitsland. In het westen had een veel hoger percentage van de bevolking atopische ziekten; na de hereniging namen in Oost-Duitsland de atopische ziektebeelden snel toe. Ook na migratie uit niet-geïndustrialiseerde naar geïndustrialiseerde landen wordt een toename van constitutioneel eczeem gezien. Het belang van levensstijl blijkt ook uit het feit dat er veel minder atopische ziekten voorkomen in families met een antroposofische levensstijl.

Welke factoren in de westerse levensstijl belangrijk zijn voor het ontstaan van eczeem, astma en hooikoorts, is grotendeels onbekend. Wonen in een stedelijke omgeving, een hoge socio-economische status en een hoog opleidingsniveau zijn bekende risicofactoren. Kinderen van rokende moeders hebben een grotere kans op allergie. Het eetpatroon en de bacteriële darmflora spelen mogelijk een rol. Aannemelijk is dat een verminderde infectiedruk op kinderen door onder meer kleinere gezinnen, vaccinaties en gebruik van antibiotica, de kans op eczeem vergroot (de hygiënehypothese; par. 2.4). Luchtverontreiniging en toegenomen blootstelling aan allergenen spelen in ieder geval *geen* rol.

2.3.2 De hygiënehypothese

De 'hygiënehypothese' gaat ervan uit dat een vermindering van de infectiedruk op jonge leeftijd resulteert in een ontregeling van het immuunsysteem, met toename van eczeem, astma en hooikoorts. Het blijkt namelijk dat de kans op allergische reacties groter is bij kinderen in kleine gezinnen. Omgekeerd: hoe groter het gezin, des te minder atopische ziekten. Dit zou kunnen passen bij een beschermend effect van luchtweginfecties, die in kleine gezinnen minder voorkomen. Van de kinderen heeft de oudste – die het minst is blootgesteld aan infecties van broertjes en zusjes – de grootste kans op het ontwikkelen van eczeem. Ook is gebleken dat kinderen die op jonge leeftijd naar het kinderdagverblijf gaan een lager risico hebben. Dit is ook het geval wanneer ze voor de leeftijd van 6 maanden een aangetoonde luchtweginfectie hebben gehad. De theorie is dat infecties op jonge leeftijd de IgE-synthese (productie van antistoffen = afweerstoffen tegen voedings- en inhalatieallergenen; par. 1.5.1) onderdrukken. Naast de virale infecties zou contact met relatief onschuldige bacteriën en hun producten ook een beschermende werking hebben. Zo hebben kinderen die opgroeien op een traditionele boerderij, waar ze direct met dieren in aanraking komen, een veel kleinere kans op allergie dan kinderen die in een stadse omgeving opgroeien. Het opgroeien met huisdieren blijkt vergelijkbare effecten te hebben. Verbeterde hygiëne, vaccinaties en het gebruik van antibiotica zouden ook een rol kunnen spelen bij de verminderde infectiedruk.

2.4 Samenvatting

Constitutioneel eczeem is een multifactoriële aandoening: vele factoren spelen een rol bij het ontstaan ervan en de wijze waarop het eczeem zich manifesteert. Erfelijkheid is de belangrijkste factor. Genetisch bepaalde structuurafwijkingen in de hoornlaag van de huid met een verminderde barrièrefunctie lijken zeer belangrijk voor het ontstaan van eczeem. Daarnaast spelen zowel niet-allergische als allergische omgevingsfactoren een rol.

Niet-allergische omgevingsfactoren zijn irriterende stoffen, zoals water, zeep, badschuim, afwasmiddelen en schoonmaakmiddelen, zweet, wol, kolonisatie van de huid met de bacterie Staphylococcus aureus, weersomstandigheden, ziekte en stress.

Allergische omgevingsfactoren spelen een ondergeschikte rol. Incidenteel kan constitutioneel eczeem door inname van voedsel verergeren, vooral bij heel jonge kinderen met ernstig, moeilijk te behandelen eczeem. Volwassenen zijn vaker gesensibiliseerd tegen inhalatieallergenen als huisstofmijt, pollen en dierlijke producten. Blootstelling hieraan kan een verergering van eczeem teweegbrengen. Contactallergie voor bijvoorbeeld nikkel, cosmetica of lokale geneesmiddelen kan eczeem mogelijk activeren.

HOOFDSTUK 3
Wat staat mij / mijn kind te wachten?

Dr. Anton de Groot

3.1 Beloop van constitutioneel eczeem

Er is niet zo veel onderzoek gedaan naar het beloop van constitutioneel eczeem in de tijd. De resultaten van verschillende onderzoeken variëren bovendien sterk. Dat heeft onder meer te maken met verschillen in studieopzet: definitie van eczeem, leeftijd van de kinderen of volwassenen, samenstelling van de onderzochte groepen (patiënten met constitutioneel eczeem of ongeselecteerde groepen uit de bevolking, genetische samenstelling van de onderzoeksgroepen), de duur van het vervolgen van de patiënten (de follow-up), controles van de patiënten door (para)medici versus schriftelijke enquêtes en wat onder 'genezing' wordt verstaan, om maar enkele variabelen te noemen. Het valt buiten het bestek van dit boek om een nauwkeurige analyse van de beschikbare gegevens te maken. De getallen die hierna genoemd worden, moeten dan ook in dit kader worden gezien. Het is een poging om in grote lijnen aan te geven wat patiënten met constitutioneel eczeem kunnen verwachten van het beloop van hun eczeem (de prognose).

3.1.1 Prognose op korte termijn

Van kinderen die constitutioneel eczeem ontwikkelen voor de leeftijd van 18-24 maanden, heeft ongeveer 30% tot de leeftijd van 6 jaar (min of meer) continu last van de huid. Bij eenzelfde percentage verloopt het eczeem in die periode wisselend, met verbeteringen en verergeringen. Bij ongeveer 40% verdwijnt het eczeem tussen de 3-6 jaar. Kinderen met ernstig eczeem en zij die gesensibiliseerd zijn (zij hebben IgE-antistoffen in het bloed) hebben een slechtere prognose.

3.1.2 Prognose op lange termijn

3.1.2.1 Van kind naar volwassen leeftijd
Het beloop op lange termijn van eczeem dat op kinderleeftijd begint, is vaak als gunstig beschouwd; het zou in 75% van de gevallen voor de leeftijd van 16 verdwenen zijn. Overigens was wel bekend dat het eczeem bij een niet-onaanzienlijk deel van deze 'genezen' patiënten in de adolescentie (17-20) of op jongvolwassen leeftijd weer terugkwam. Tegenwoordig schat men dat tussen de 40 en 60% van de patiënten die als kind constitutioneel eczeem hadden, dit op volwassen leeftijd nog steeds of opnieuw heeft. Factoren die de prognose ongunstig kunnen beïnvloeden, zijn ernstig en uitgebreid eczeem als kind, begin op jonge leeftijd, eczeem bij familieleden, het tevens bestaan van hooikoorts of astma, hoge concentraties IgE in het bloed en specifieke IgE-antilichamen tegen ei, pinda en huisstofmijt.

3.1.2.2 Op volwassen leeftijd
Ook op volwassen leeftijd verloopt constitutioneel eczeem vaak chronisch. Van een groep van patiënten die op de leeftijd van 20 jaar of ouder eczeem had, bleek 60% daarvan na 25-38 jaar nog steeds last te hebben. Het ging vooral om mensen bij wie het eczeem

gelokaliseerd was op het gezicht, behaarde hoofd, de nek en het bovenste deel van de romp. Daarnaast hadden deze patiënten vaker familieleden met atopische ziekten, IgE-antilichamen tegen pollen en dierenharen, het orale allergiesyndroom (par. 1.6.1.4) en contactallergie voor nikkel (par. 2.2.2.3).

3.2 Complicaties

3.2.1 Secundaire infectie

Patiënten met constitutioneel eczeem zijn zeer gevoelig voor infecties op de huid, vooral door bacteriën als stafylokokken en streptokokken en het herpessimplexvirus. Dat heeft diverse oorzaken:

- De intacte huid vormt een natuurlijke barrière tegen invasie van micro-organismen (bacteriën, virussen, schimmels) van buitenaf. Bij patiënten met constitutioneel eczeem is de barrièrefunctie door een structurele afwijking in de opperhuid verminderd (par. 2.1 en 2.2.1). Hierdoor kunnen micro-organismen gemakkelijker binnendringen.
- De intacte huid is bij patiënten met eczeem op veel plaatsen doorbroken door de aanwezigheid van eczeem en krabwondjes.
- Patiënten met een atopische aanleg hebben immunologische afwijkingen die de gevoeligheid voor infecties verhogen.

3.2.1.1 Infecties met bacteriën

Infecties met bacteriën op de huid van een patiënt met constitutioneel eczeem worden veroorzaakt door *Staphylococcus aureus*, *Streptococcus pyogenes* of een combinatie daarvan. Bij veel patiënten met constitutioneel eczeem blijken er, ook als er geen zichtbare tekenen van infectie zijn, bacteriën op de huid (en in de neus) aanwezig te zijn. Zij kunnen door onder meer de productie van zogeheten superantigenen de activiteit van het eczeem stimuleren (par. 2.2.1.2). Oppervlakkige infecties van de huid met stafylokokken of streptokokken worden aangeduid met de term impetigo, ook wel bekend als krentenbaard. In het geval van infecties bij patiënten met constitutioneel eczeem wordt gesproken van impetiginisatie, secundaire bacteriële infectie. Er zijn twee vormen van impetigo: de gewone impetigo (impetigo vulgaris) en een vorm met blaren, de impetigo bullosa.

Bij de impetigo vulgaris ontstaan eerst oppervlakkige blaasjes op een rode ondergrond. Deze gaan snel kapot en het vrijgekomen wondvocht droogt in tot geelbruine en soms bloederige korsten (figuur 3.1). Er is vaak een groot aantal laesies aanwezig, die kunnen samenvloeien. Individuele afwijkingen breiden zich naar opzij uit, waarbij soms centraal genezing optreedt. De korsten drogen op en vallen na verloop van tijd vanzelf van de huid af, waarbij eerst enige roodheid overblijft die zonder littekenvorming verdwijnt. In ernstige gevallen kan de patiënt ziek zijn met koorts en soms lokaal gezwol-

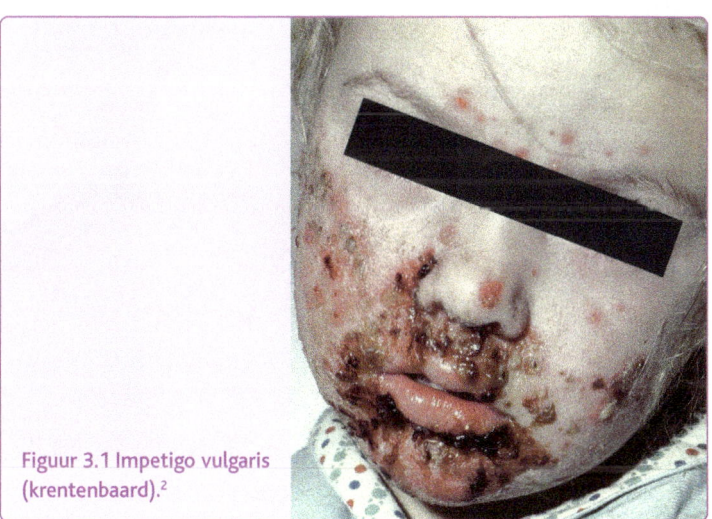

Figuur 3.1 Impetigo vulgaris (krentenbaard).[2]

2 De afbeeldingen in dit hoofdstuk zijn afkomstig uit het archief van dr. J. Toonstra, dermatoloog te Utrecht.

len lymfeklieren. De voorkeurslokalisaties voor impetigo zijn het gezicht en de ledematen; bij patiënten met constitutioneel eczeem kan de impetiginisatie overal optreden. Over het algemeen geneest de infectie spontaan na 2-3 weken, maar bij eczeempatiënten kan het veel langer blijven bestaan.

Bij impetigo bullosa, die altijd veroorzaakt wordt door *Staphylococcus aureus*, zijn de blaren veel groter (1-2 centimeter) en kunnen enkele dagen intact blijven. Hun inhoud is eerst helder, later troebel. Na het openbarsten worden dunne, bruinige korsten gevormd. De afwijkingen breiden zich naar opzij uit en kunnen samenvloeien, waarbij centrale genezing optreedt (figuur 3.2).
In zeldzame gevallen wordt een impetigo veroorzaakt door streptokokken, gecompliceerd door een diepere infectie van de huid (cellulitis) of een ontsteking van de nieren.

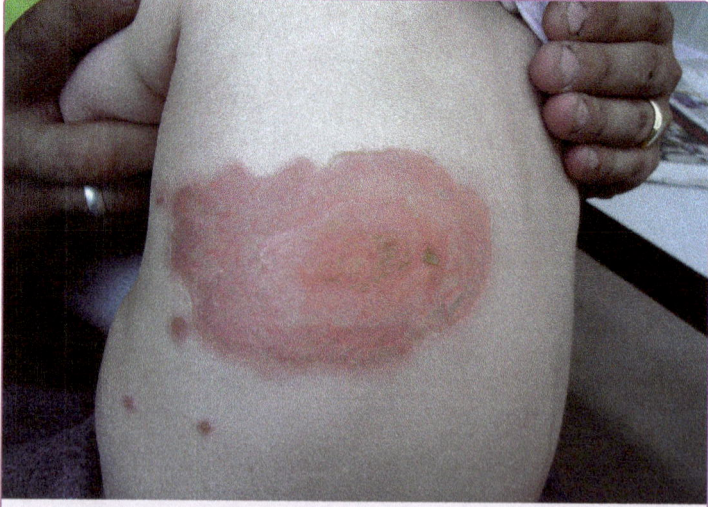

Figuur 3.2 Impetigo bullosa: grote, open geknapte blaar die indroogt.

3.2.1.2 Infecties met het herpessimplexvirus

Patiënten met constitutioneel eczeem zijn gevoelig voor infecties met het herpessimplexvirus. Dat virus is bij 20-30% van alle mensen aanwezig in de huid van de lippen of rond de mond en kan daar 'koortsblaasjes' veroorzaken. Een eventuele uitbreiding van deze infectie bij patiënten met constitutioneel eczeem is meestal lokaal en beperkt tot bijvoorbeeld het gezicht en de hals. Eerst ontstaan blaasjes, gevolgd door erosies (oppervlakkige defecten beperkt tot de opperhuid). De patiënt kan enige verhoging hebben en vaak zijn de lokale lymfeklieren gezwollen. Deze infecties genezen vanzelf. Bij lokalisatie rond de ogen (figuur 3.3) bestaat er gevaar voor infectie van de ogen zelf. Zo kan het ooglid ontstoken raken (blefaritis), het oogbindvlies (conjunctivitis) of het hoornvlies (herpes keratitis).

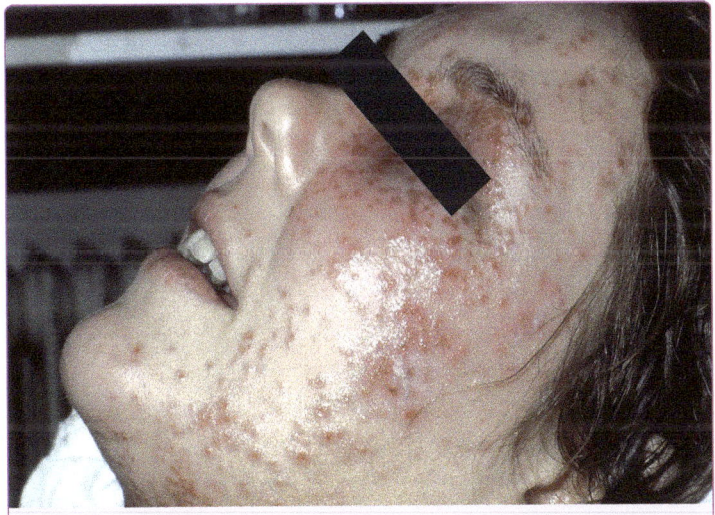

Figuur 3.3 Eczema herpeticum op het gezicht en rond de ogen.

Snel ontstane, zeer uitgebreide of gegeneraliseerde (over het hele lichaam) infecties met het herpesvirus noemt men eczema herpeticum of ook wel Kaposi's varicelliforme eruptie (varicelliforme betekent gelijkend op waterpokken). Dit tamelijk zeldzame beeld komt vooral voor bij patiënten tussen de 10 en 30 jaar. In het merendeel van de gevallen is er sprake van een *primaire* infectie met het herpesvirus. Dit betekent dat de patiënt niet eerder al koortsblaasjes had, maar besmet is door een familielid of een ander contact. Het virus verspreidt zich over de huid, maar ook via de bloedbaan. Eczema herpeticum is een ernstige aandoening waarbij de patiënt ziek is en hoge koorts heeft. Het is dan belangrijk om een huisarts te waarschuwen. De laesies beginnen als blaasjes. Al snel worden ze bedekt met etterige en soms bloederige afscheiding en – door indroging daarvan – korsten. Gedurende 5-7 dagen komen er aanvalsgewijs nieuwe blaasjes bij. Na verloop van tijd drogen de korsten in en vallen spontaan van de huid. Er blijven doorgaans weinig littekens achter. Patiënten worden behandeld met antivirale middelen, zoals tabletten aciclovir, valaciclovir of famciclovir.
In ernstige gevallen wordt een patiënt met eczema herpeticum in het ziekenhuis opgenomen en krijgt daar infusen met aciclovir.

3.2.1.3 *Overige virale infecties*
Het is onduidelijk of patiënten met constitutioneel eczeem ook gevoeliger zijn voor infecties met andere virussen, zoals wratten en mollusca contagiosa (waterwratjes). De indruk bestaat dat waterwratjes veel vaker voorkomen bij atopische kinderen (figuur 3.4). Een infectie met hiv (humane immunodeficiëntievirus, bijvoorbeeld AIDS) resulteert vaak in verergering van eczeem.

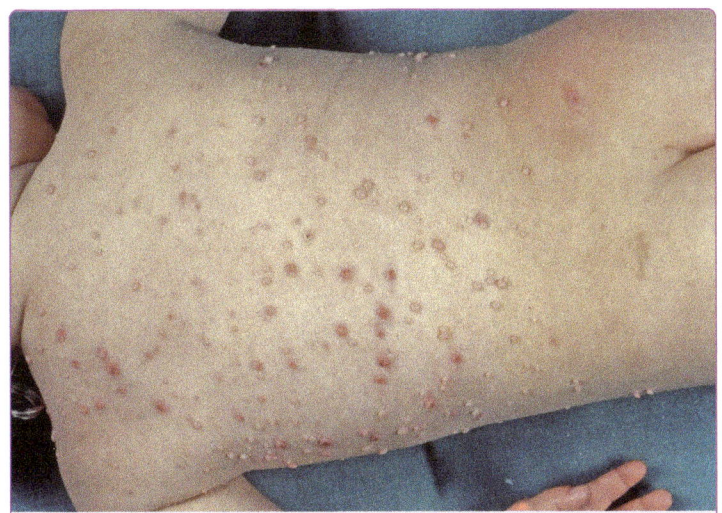

Figuur 3.4 Zeer groot aantal waterwratjes (mollusca contagiosa).

3.2.2 Prurigo nodularis

Bij sommige volwassen patiënten met ernstig, lang bestaand constitutioneel eczeem ontstaan in de loop der jaren verspreid over het lichaam, vooral op de armen en de benen, vastaanvoelende pukkels van 1-3 centimeter groot (zogeheten noduli, enkelvoud nodulus). Het oppervlak kan glad zijn, wratachtig, schilfcrig, opengekrabd of korsten vertonen (figuur 3.5). Eromheen is vaak een smalle, bruine ring te zien. Deze zogeheten prurigo nodularis wordt veroorzaakt door het langdurig krabben als gevolg van de jeuk door het constitutioneel eczeem. De patiënten worden gekweld door een bijna ondraaglijke jeuk. Men moet er wel aan krabben, het is bijna onmogelijk om ervan af te blijven. Prurigo nodularis is bijzonder hardnekkig en moeilijk te behandelen; de patiënten komen allemaal bij de dermatoloog terecht.

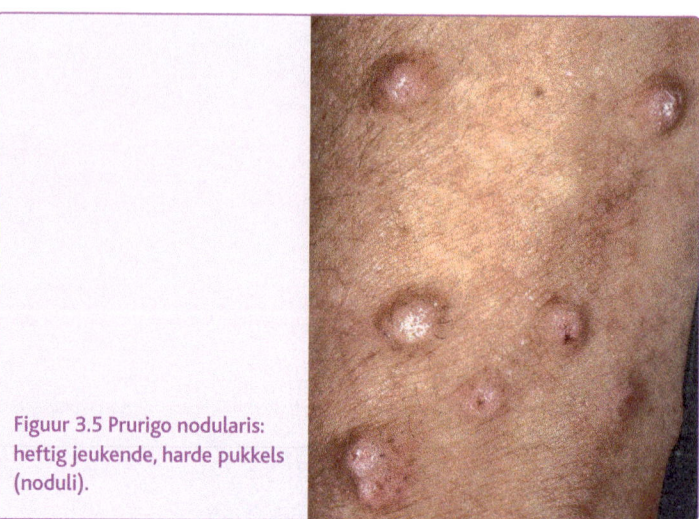

Figuur 3.5 Prurigo nodularis: heftig jeukende, harde pukkels (noduli).

3.2.3 Contactallergie

3.2.3.1 Wat is contactallergie?

Bij contactallergie is er sprake van een type-IV-overgevoeligheidsreactie, het vertraagde type overgevoeligheid (vergelijk: bij atopische aandoeningen gaat het om type-I-overgevoeligheidsreacties, het directe type). De patiënt wordt gesensibiliseerd voor stoffen waarmee de huid in contact komt. Wanneer hij of zij na sensibilisatie huidcontact heeft met het betreffende allergeen, dan zal – althans als er voldoende van het allergeen de huid binnendringt – op de contactplaats na 1-2 dagen een daar gelokaliseerd eczeem ontstaan, het allergisch contacteczeem. De meest voorkomende allergenen zijn metalen (nikkel, chromaat, kobalt), rubber, lokale geneesmiddelen, bestanddelen van cosmetica (parfumgrondstoffen, conserveermiddelen, haarverf, wolalcoholen), lijmstoffen en allergenen in planten. Bij de lokale (op de huid en de slijmvliezen aangebrachte) geneesmiddelen kan allergie optreden voor zowel de actieve middelen, zoals antibiotica, antibacteriële middelen, verdovingsstoffen (lokaalanesthetica) en corticosteroïden (bijnierschorshormonen), alsook voor bestanddelen van de basis, bijvoorbeeld wolalcoholen.

3.2.3.2 De relatie tussen contactallergie en constitutioneel eczeem

De relatie tussen contactallergie en constitutioneel eczeem is niet goed bekend. Dat ze samen voorkomen is zeker: in de meeste onderzoeken bleek 40-60% van de onderzochte patiënten met constitutioneel eczeem één of meer positieve reacties te hebben bij het testen op contactallergie.

Het is onvoldoende onderzocht welke invloed een contactallergie heeft op het constitutioneel eczeem (uit beperkt onderzoek lijkt dat het er niet erger van wordt) en of het vermijden van de contactallergenen zal resulteren in verbetering van het (constitutioneel) eczeem. In individuele gevallen zal dat overigens zeker het geval zijn.

Contactallergie en allergisch contacteczeem komen al op zeer jonge leeftijd voor, soms al als de kinderen enkele maanden oud zijn. De kans erop wordt groter met het ouder worden: de meeste contactallergische kinderen zijn ouder dan 5 jaar en hebben een ernstig en moeilijk te behandelen eczeem. De belangrijkste allergenen zijn nikkel (sieraden), basisbestanddelen van indifferente crèmes (crèmes die geen geneesmiddelen bevatten, maar alleen gebruikt worden om de droge huid in te vetten), bestanddelen van cosmetica zoals parfum, conserveermiddelen en basisbestanddelen, lokale geneesmiddelen en allergenen in schoenen: chromaat (een metaalzout waarmee leer gelooid wordt), rubber, lijm.

3.2.3.3 Wanneer moet men aan een contactallergie denken?

Soms is het eenvoudig om aan een contactallergie te denken: er ontstaat een eczeemplek onder het horlogebandje of onder de oksels bij iemand die deodorant gebruikt. Veel vaker echter zal het allergisch contacteczeem opgaan in het al aanwezige constitutioneel eczeem en valt dan niet op, bijvoorbeeld bij allergie voor een bestanddeel van de crèmes die dagelijks op de droge huid en het eczeem worden aangebracht. Bovendien is niet algemeen bekend dat contactallergie een verworven allergie is: men moet er kortere of langere tijd mee in contact geweest zijn voordat de allergie ontstaat. Het gaat dus niet zozeer of in ieder geval niet alleen – zoals nagenoeg iedereen denkt – om *nieuwe* producten.

Kader 3.1 Verdenking op allergisch contacteczeem

In de volgende situaties moet aan de mogelijkheid van allergisch contacteczeem gedacht worden:
- relatie tussen eczeem gelokaliseerd op een bepaalde plaats en een product waarmee men daar huidcontact heeft
- nieuw ontstaan eczeem
- uitbreiding en/of verergering van bestaand constitutioneel eczeem
- eczeem gelokaliseerd op gezicht, oogleden, hals, handen, voeten of oksels
- constitutioneel eczeem dat niet goed reageert op intensieve behandeling
- blaasjes in de handpalmen, aan de zijkanten van de vingers en/of onder de voeten

---

Bij eczeem in het gezicht, op de oogleden, in de hals en onder de oksels kunnen cosmetica een rol spelen. De handen komen met veel stoffen in aanraking, waarvoor men allergisch kan worden. Bij eczeem aan de voeten is er niet zelden sprake van allergisch contacteczeem door schoenen als uiting van contactallergie voor chromaat (een metaalzout, gebruikt om leer te looien), rubber of lijm. Blaasjes aan de handen en de voeten worden regelmatig gezien bij patiënten die allergisch voor nikkel zijn. In al deze omstandigheden kan verder diagnostisch onderzoek nuttig zijn.

Het is aanbevolen om alle kinderen van 5 jaar of ouder met ernstig, moeilijk te behandelen constitutioneel eczeem te onderzoeken op het bestaan van contactallergie (par. 3.2.3.4).

3.2.3.4 Diagnostisch onderzoek

Het eventueel bestaan van contactallergie wordt onderzocht met zogeheten epicutaan allergologisch onderzoek, ook wel plakproeven of plaktesten genoemd. Het allergologisch onderzoek wordt meestal uitgevoerd door (de assistente van) de dermatoloog of de functieafdeling van een ziekenhuis. Altijd wordt de 'Europese basisserie' getest, een reeks met de meest voorkomende allergenen (ongeveer 25). Daarnaast kunnen, aan de hand van de ziektegeschiedenis, aanvullende reeksen getest worden, zoals een 'cosmeticareeks' in het geval van eczeem op het gezicht of de 'kappersreeks' bij een kapster met constitutioneel eczeem die ernstig handeczeem heeft; soms worden ook contactstoffen van de patiënt zelf getest. Deze materialen worden op de rug aangebracht en gefixeerd met pleisters. Na twee dagen komt de patiënt terug en worden de materialen verwijderd. De reacties worden 20 minuten later en de dag daarop afgelezen.

Wanneer iemand een contactallergie heeft, is er op de testplaats een gelokaliseerd allergisch contacteczeem te zien. Dat kan in het geval van een zwakke allergie alleen wat roodheid met lichte zwelling zijn, maar bij sterke overgevoeligheid een acuut eczeem (par. 1.2) met roodheid, oedeem en blaasjes, die eventueel tot een blaar kunnen samenvloeien. Bij atopische patiënten is er overigens, door hun gevoelige en tot irritatie neigende huid, een verhoogd risico op zogeheten foutpositieve reacties: de reactie op de test (die eigenlijk een irritatiereactie is) wordt ten onrechte als allergie geïnterpreteerd. Dit treedt het frequentst op bij nikkel, de stof die ook de meeste allergische reacties geeft.

Een positieve reactie duidt erop dat de patiënt *gesensibiliseerd* is. Deze bevinding dient altijd gevolgd te worden door onderzoek naar de relevantie daarvan: komt de patiënt inderdaad met het betreffende allergeen in contact en veroorzaakt dat contact eczeem of verergering van bestaande klachten? Dat blijkt lang niet altijd het geval te zijn, zeker niet bij het meest voorkomende allergeen, nikkel. De patiënt is dan op een gegeven moment gesensibiliseerd geraakt voor dit metaal door bijvoorbeeld sieraden, maar komt er nu niet meer mee in contact: de positieve reactie is een toevalsbevinding.

In het geval van relevante contactallergieën wordt het contact met de betreffende stof zo veel mogelijk vermeden. Dat kan in individuele gevallen resulteren in verbetering van de eczeemklachten, maar zal ze niet geheel genezen, omdat de factor constitutioneel eczeem natuurlijk blijft bestaan.

3.2.4 Oogafwijkingen

Bij patiënten met constitutioneel eczeem kunnen diverse oogafwijkingen voorkomen. De meest voorkomende is conjunctivitis, een ontsteking van het oogbindvlies. Conjunctivitis berust meestal op een allergische reactie als onderdeel van hooikoorts (par. 1.5.4). Het kan echter ook het gevolg zijn van irritatie, vergelijkbaar met de verhoogde neiging tot huidirritatie bij de atopische patiënt.

Bij ongeveer 10% van de patiënten van boven de 15 jaar met ernstig constitutioneel eczeem treedt staar op, meestal in beide ogen. Staar (cataract) is een vertroebeling van de ooglenzen, die aanleiding geeft tot onscherp zien. Andere mogelijke symptomen zijn kleurverandering (de omgeving lijkt grauwer en minder kleurrijk), dubbelbeeld bij kijken met één oog, last van verblinding en schitteringen, en slechter zien in het donker. De exacte ontstaanswijze van staar is onbekend. Wrijven in het oog en ernstig eczeem op het gezicht (en elders op het lichaam) zijn mogelijk risicofactoren. Het (langdurige) gebruik van corticosteroïden in het oog en prednisontabletten is een bekende oorzaak van staar, maar het is onzeker of dat in het geval van staar bij patiënten met constitutioneel eczeem ook het geval is. Behandeling bestaat uit een staaroperatie, waarbij de troebele lens wordt verwijderd en vervangen door een kunstlens. Deze operatie wordt alleen uitgevoerd wanneer het dagelijkse leven ernstig verstoord raakt door de symptomen van staar.

Een enkele keer komt als complicatie van constitutioneel eczeem loslating van het netvlies (de retina) voor. Wrijven speelt waarschijnlijk een rol. Loslating van de retina wordt vooral gezien bij patiënten die ook cataract hebben en wordt vaak ontdekt bij oogheelkundig onderzoek voor de cataract. Mogelijke symptomen zijn lichtflitsen, uitval van het gezichtsveld (een zwarte vlek in de hoek), vermindering van het zicht en zogeheten mouches volantes, troebelingen in het glasvocht die kunnen worden waargenomen als spinnetjes, stipjes, slierten of vlekken.

Een vrij zeldzame oogcomplicatie bij atopische patiënten is de zogeheten keratoconus. Dit is een afwijking aan het hoornvlies (de cornea), waardoor de bolvorm daarvan verandert in een spitse kegelvorm. Het ontstaat doordat het centrale deel van de cornea dunner wordt en gaat uitpuilen. Regelmatig wrijven in de ogen speelt hierbij waarschijnlijk een belangrijke rol. In 80-90% van de gevallen is de keratoconus dubbelzijdig. Het begint meestal rond de puberteit en ontwikkelt zich langzaam verder in een periode van 10-20 jaar. De voornaamste klachten zijn verminderd en vervormd zien, alsof men in een lachspiegel kijkt. De behandeling is moeilijk; vaak worden door de oogarts harde zuurstofdoorlaatbare contactlenzen voorgeschreven.

3.2.5 Complicaties van behandeling van constitutioneel eczeem
Mogelijke complicaties van de behandeling van constitutioneel

eczeem (bijwerkingen van geneesmiddelen, complicaties van lichttherapie) worden besproken in hoofdstuk 5.

3.3 Samenvatting

Bij ongeveer 40% van de kinderen bij wie constitutioneel eczeem ontstaat voor de leeftijd van 1½-2 jaar verdwijnt het tussen de 3-6 jaar. Men schat dat tussen de 40 en 60% van de patiënten die als kind constitutioneel eczeem hadden, dit op volwassen leeftijd nog steeds of opnieuw heeft. Factoren die de prognose ongunstig beïnvloeden, zijn ernstig en uitgebreid eczeem, begin op jonge leeftijd, eczeem bij familieleden en het tevens bestaan van hooikoorts of astma.
Op volwassen leeftijd blijft het eczeem vaak jaren aanwezig, vooral bij lokalisatie op het hoofd, in het gezicht, de hals en nek en het bovenste deel van de romp.
Patiënten met constitutioneel eczeem zijn zeer gevoelig voor bacteriële infecties met stafylokokken en streptokokken. Secundaire infectie met deze bacteriën (impetiginisatie) uit zich als impetigo vulgaris (krentenbaard) of impetigo bullosa (met blaren). Ook infecties met het herpessimplexvirus komen bij constitutioneel eczeem vaker voor, hetzij gelokaliseerd, hetzij (in zeldzame gevallen) gegeneraliseerd (eczema herpeticum). Constitutioneel eczeem kan daarnaast gecompliceerd worden door contactallergie voor stoffen als nikkel, basisbestanddelen van crèmes om de huid vet te houden, bestanddelen van cosmetica, lokale geneesmiddelen en allergenen in schoenen, resulterend in allergisch contacteczeem. Mogelijke complicaties van constitutioneel eczeem aan de ogen zijn conjunctivitis, staar, keratoconus en loslating van het netvlies.

HOOFDSTUK 4
Wat betekent het voor de patiënt en zijn omgeving?

Drs. Pauline Dirven-Meijer

Inleiding

Constitutioneel eczeem heeft niet alleen gevolgen voor de patiënt zelf, maar ook voor de omgeving. In dit hoofdstuk komt aan de orde wat eczeem voor patiënten uit verschillende levensfasen betekent en daarna bekijken we wat voor invloed het hebben van eczeem heeft voor de directe omgeving van de desbetreffende patiënt. Omgeving is een breed begrip. Als deze vorm van eczeem een zuigeling treft, gaat het vooral om ouders en familie. In de pubertijd blijkt echter niet alleen de naaste familie een rol te spelen, maar ook de vrienden uit het voetbalelftal of met wie je uitgaat of het vriendinnetje dat je tegenkomt.

Matig ernstig of ernstig constitutioneel eczeem bij een kind kan slaaptekort bij de ouders tot gevolg hebben, leiden tot extra medische kosten en zelfs tot vermindering van inkomsten wanneer een van de ouders minder gaat werken. Omdat constitutioneel eczeem niet te genezen is, zichtbaar is en soms moeilijk te behandelen is, kunnen er gevoelens ontstaan van onmacht en schuld bij de ouders. Zij voelen zich min of meer verantwoordelijk voor de ziekte van hun kind en nemen ten gevolge daarvan een overmatig beschermende of juist meer afstandelijkere houding aan.

De kwaliteit van leven (Quality of life, ofwel QoL) bij constitutioneel eczeem is in 2008 onderzocht bij 66 kinderen van 0-6 jaar in verschillende huisartsenpraktijken, zowel in een grote stad als Rotterdam, als in verschillende plattelandsdorpen. Alle patiënten werden, samen met hun ouder(s), twee keer gezien, met een interval van drie weken. Het lichamelijk onderzoek bij de eczeempatiënt werd door verschillende huisartsen gedaan in een aparte kamer, waarbij de ernst van het eczeem werd vastgesteld met een bekende score (zowel de objectieve SCORAD, gebruikt bij wetenschappelijk onderzoek, als de verkorte TIS-score, waarbij roodheid, dikte van de huid en krabeffecten worden bepaald) zonder het resultaat aan elkaar te vertellen.

Ook werd een klachtenspecifieke vragenlijst (IDQoL) afgenomen, bestaande uit tien vragen, waarbij onder andere wordt ingegaan op klachten van slaaptekort, de mate van jeuk en de invloed van kleding. Een tweede IDQoL werd een dag later door dezelfde ouder ingevuld en opgestuurd. Bij dit onderzoek werd duidelijk dat een constitutioneel eczeem als mild kan worden beoordeeld door de arts die de eczeempatiënt onderzoekt, maar toch voor zeer veel ongemak kan zorgen bij de patiënt. Met andere woorden, ook al lijkt het eczeem voor de behandelend arts wel mee te vallen, de patiënt kan al bij een mild eczeem zo veel last hebben van bijvoorbeeld de jeuk dat dit genoeg reden kan zijn om naar de dokter te gaan. Dit geldt bij kinderen van 0-6 jaar vooral voor de ouders.

Deze bevinding was voor één van de auteurs aanleiding om bij een aantal moeders van patiënten met constitutioneel eczeem en bij een oudere patiënt zelf een interview af te nemen.

4.1 Wat betekent het voor de patiënt zelf?

In de volgende paragrafen hebben we op basis van leeftijd een onderscheid gemaakt tussen de verschillende groepen patiënten.

4.1.1 Zuigelingenfase (0-2 jaar)
Constitutioneel eczeem manifesteert zich vanaf de leeftijd van 2 maanden, vaak rond de 3e levensmaand. Het opvallendste is de huiduitslag op het gezicht, behaarde hoofd, armen, benen en romp. Het luiergebied blijft vrij, waardoor de huid daar geen irritatie ondervindt, dus geen jeuk voor de zuigeling in dit gebied.
De huiduitslag wordt doorgaans erger in periodes van verandering van voeding, het geven van bijvoeding vanaf de 4e maand of bij het doorkomen van tandjes (dit varieert van 3-15 maanden). Ook bij virale infecties, bepaalde weersomstandigheden en bij stress verergert het eczeem (par. 1.2.1).
De zuigelingenfase wordt gekenmerkt door veel slapen in wieg of ledikant. Zelfs van geringe jeuk kan een kind wakker worden. De slaap wordt erger verstoord naarmate het eczeem heftiger is. Meer jeuk geeft aanleiding tot meer krabben, tot huilen en onvoldoende nachtrust.
In een enkel geval heeft een zuigeling behalve constitutioneel eczeem ook een koemelkallergie (par. 1.6.1.2). In de praktijk blijkt dat een moeder haar kind vaak probeert te troosten met een flesje. In het geval van een nog niet bekende koemelkallergie heeft een standaard flesvoeding 'als troost' dan een averechtse uitwerking: het kind gaat nog meer huilen.

Ter illustratie het verhaal over Jasper[1], een zuigeling van 11 maanden, die veel last had van jeuk door het eczeem. Zijn moeder vertelt het volgende:

---

1. In het gehele boek zijn de namen van de geïnterviewden om privacyredenen gefingeerd.

'Voor Jasper zelf was het enorm vervelend: die droge huid, al kort na zijn geboorte, de plekjes op de handen en voeten, krabben en wrijven van hand op hand, waardoor een dikke huid ontstond met allerlei blaasjes en bultjes. Ik was blij met mijn borstvoeding. Dat kon ik hem veilig geven en gaf troost. In bad doen was geen pretje, dus maar heel kort en om de vier dagen. Jasper lag 's nachts tussen ons in. Omdat hij steeds maar aan het krabben was, gaven we hem om de beurt een kneepje in voet of hand, wachtend op de volgende jeukaanval. Hij werd gillend gek van de jeuk!
Later was Jasper enorm geholpen met een zijden verbandpak, geregeld via de huisartsenpraktijk. Daarna werden de nachten veel draaglijker voor hem en ... voor ons.'

Het relaas van een andere moeder over haar zoontje Daan van 13 maanden.

'Je zag weinig aan Daan. Hij had in het begin weinig uitslag, totdat hij plekken in de nek kreeg. We dachten aan smetplekken, maar na een bezoek aan de huisarts bleek het eczeem te zijn.
De omgeving schrok: oei... eczeem! Je wordt heel onzeker gemaakt door de mensen. Iedereen roept wat anders, bijvoorbeeld dat je direct naar de dermatoloog moet gaan bij zo'n huidaandoening. Ik heb heel veel namen van verschillende soorten zalven gekregen. Daan heeft tot 10 maanden niet rustig doorgeslapen en dat hebben wij wel geweten.'

Uit deze twee verhalen blijkt dat de jeuk en het slaaptekort voor de zuigeling (en ook voor de ouders) een storende factor was. Het verbandpakje bij Jasper (dat verkregen kan worden via huisarts en apotheek) was op dat moment de uitkomst: Jasper kon weer doorslapen. Bij Daan gaf het vinden van een juiste combinatie van zalven vermindering van de jeuk, waardoor het beter ging met hem.

4.1.2 Kinderfase (2-10 jaar)

Constitutioneel eczeem is in deze fase vooral gelokaliseerd in de elleboogholtes, in de knieholtes, de hals en op polsen en enkels. Bij blanke kinderen is, vanaf de leeftijd van 2 jaar, vooral de lichenificatie van de huid zichtbaar. Dat is een verdikking van de huid met daardoor vergroving van huidlijnen. Bij donkere kindjes kan dit al eerder zichtbaar zijn. Het is voor ouders en omgeving belangrijk om te weten dat eczeem niet besmettelijk is. Een kind met eczeem is voor de omgeving wat minder aantrekkelijk om te knuffelen en dat maakt het contact met vreemden in deze leeftijdsfase moeilijker.

Een kind van 2 jaar gaat de wereld verkennen, dus lopen en spelen. In de praktijk zien we vaak kinderen die overal spelen, met van alles in aanraking komen en dan door een opengekrabde huid als gevolg van de jeuk een geïnfecteerd eczeem ontwikkelen aan de handjes. De huid is gekoloniseerd met *Staphylococcus aureus* en deze bacterie kan aanleiding geven tot uitbreiding van infecties en verergering van het eczeem (par. 2.2.1.2). Dit is het geval bij Hugo.

> Hugo, een jongetje van ruim 4 jaar, komt met zijn moeder en twee broertjes op het spreekuur. Hij komt huilend binnenstappen. Moeder laat meteen zijn tot knuistjes gevouwen handen zien. Opvallend zijn de opengekrabde wonden met gelige korsten en gezwollen vingers met roodheid. Zijn oudere broer heeft eczeem in de elleboogholtes en zijn andere broer is bekend met astma. Moeder zucht en vraagt wat of zij met de jongste moet doen, die zij zojuist uit de zandbak heeft gehaald... 'Is dit besmettelijk dokter?'

Zoals eerder beschreven heeft een eczeempatiënt een verhoogde kans op een infectie bij de opengekrabde wond. Dus in het geval van Hugo moet de arts meteen overgaan tot de juiste behandeling om zo uitbreiding te voorkomen. Het is verstandig van Hugo's moeder om naar het spreekuur te komen. Gezien het feit dat één van zijn broers astma heeft en de andere ook eczeem, heeft deze moeder al vaker een doktersbezoek moeten afleggen.

Niet alleen in de zuigelingenfase, maar ook bij oudere kinderen wordt de nachtrust verstoord door jeuk bij constitutioneel eczeem. In de literatuur worden grote variaties aangegeven met betrekking tot de tijdsduur waarin de ouders een slaapstoornis ervaren. Dit kan variëren tussen 1-2 uur per nacht tot – bij een exacerbatie van eczeem van het kind – 2,6 uren per nacht. Niet alleen wordt de slaap van de ouders verstoord, maar ook die van de andere kinderen in het gezin.

4.1.3 In de pubertijd, bij adolescenten en volwassenen

In de pubertijdsfase (ongeveer 10-17 jaar) kan het eczeem de patiënt flink beperken in het dagelijks leven. Die invloed gaat verder dan alleen maar lichamelijke klachten. Hoe denkt een meisje van 14 jaar zelf over haar klachten? Veel pubers gaan activiteiten vermijden of willen bepaalde kleren niet dragen omdat het eczeem dan zichtbaar is. Het terugtrekken uit bepaalde activiteiten heeft gevolgen voor het sociale leven. Bepaalde kleding irriteert of geeft aanleiding tot extra transpireren, waardoor de plekken nog erger zichtbaar worden.

> Roos, een meisje van 16 jaar, mocht met de familie van haar vriendje mee naar Spanje. Ze durfde bepaalde kleding echter niet mee te nemen, zoals korte broeken en rokjes, omdat dan haar rode eczeemplekken extra goed zichtbaar zouden zijn. Dan maar liever in een lange broek langs het strand lopen...

Ook bij adolescenten (vanaf 17 jaar) is er een vermindering van de kwaliteit van leven. De mate waarin houdt verband met de ernst van het eczeem, de jeuk en de mate waarin de slaap verstoord wordt.

Wat betekent het voor een adolescent om last te hebben van constitutioneel eczeem? In dit verband past het verhaal van Tom.

> 'Als kind had ik al last van jeuk. Mijn moeder probeerde van alles, maar niets hielp. Ik had ook periodes dat ik nergens last van had. Ik ging op voetbal. In die tijd durfde ik niet onder de douche, omdat de jongens dan mijn eczeemplekken zouden zien.
> Ook had ik soms eczeemplekken in mijn gezicht en durfde dan niet uit te gaan. Ik ging dan van tevoren op bed liggen, was nerveus. Omdat ik wist dat stress altijd al invloed op mijn eczeem had gehad, hoopte ik zo rustiger te worden. Ik hoopte dan dat de eczeemplekken wat minder zichtbaar zouden worden en ik alsnog kon gaan stappen. Maar... het hielp niets, dat even liggen voor het stappen.
> Ook in de zon waren die eczeemplekken zichtbaar, maar ik wilde niet in een lang T-shirt lopen in de hitte. Ik schaamde me in die tijd voor mijn uiterlijk en had daar veel last van. Later, tijdens mijn studie, had ik een bijbaantje bij een tankstation: iedereen kon het zien, die eczeemplekken, maar toen kon ik mijn schaamtegevoel al beter beheersen.'

Inmiddels is Tom 24 jaar. Hij heeft een mooie baan en trouwplannen. Hij weet met welke middelen hij moet smeren om de jeuk te bestrijden. Tom ervaart nu geen stress meer en voelt zich stukken beter.

Juist kinderen in de pubertijd, maar ook nog van een iets oudere leeftijd, kunnen zich onzeker voelen over het uiterlijk, dat gedomineerd wordt door eczeemplekken. In zo'n situatie kan het zinvol zijn om naar de huisarts te gaan, die niet alleen met medicamenteuze therapie kan helpen, maar ook hulp kan bieden door te verwijzen naar een psycholoog of maatschappelijk werker (zie hoofdstuk 6). Het is beter om hulp te zoeken dan dat het schaamtegevoel de overhand krijgt, waardoor iemand er tegen opziet om bijvoorbeeld te douchen na het voetballen, zoals bij Tom het geval was.

Het is ook beter om professionele hulp te zoeken dan bij een drogisterij honderden euro's uit te geven aan 'over the counter' middelen. Fabrikanten maken tegenwoordig de vreemdste populaire producten. Sinds men weet dat het huideiwit filaggrine een rol speelt bij constitutioneel eczeem, wordt daar door de industrie op ingespeeld met producten die filaggrine bevatten, alsof dit eiwit van buitenaf kan worden ingebracht of dat daarmee de huid van binnenuit wordt hersteld. Dit is absoluut niet mogelijk!

Een huisarts of dermatoloog kan beter een goede vetcrème voorschrijven, die bovendien door de verzekeraar wordt vergoed (par. 5.2).

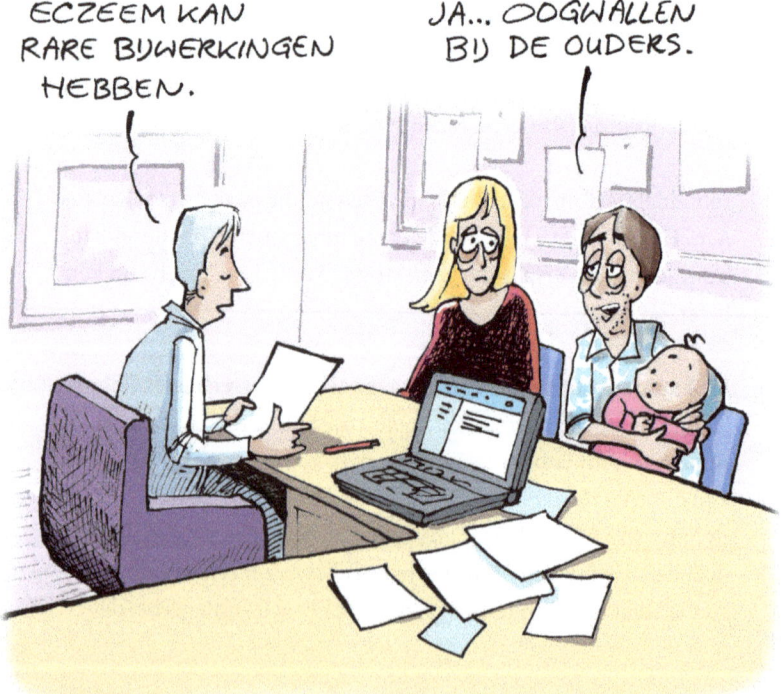

4.2 Wat betekent het voor anderen?

Een verstoorde nachtrust van een zuigeling heeft ook invloed op de omgeving: het verstoort het slaappatroon van de ouders. Dit resulteert in een afname van het normaal functioneren in het dagelijks leven, een vermindering van het meedoen aan sociale activiteiten en verstoring van de seksuele privacy, met als mogelijk gevolg dat er conflicten ontstaan tussen de beide partners.
Het is voor de ouders en omgeving belangrijk om te weten dat eczeem niet besmettelijk is. Een kind met eczeem is voor de omgeving wat minder aantrekkelijk om te knuffelen en dat maakt het contact met vreemden moeilijker.

Eerder in dit hoofdstuk werd beschreven dat de nachtrust van ouders flink verstoord kan worden door de nachtelijke irriterende jeuk bij constitutioneel eczeem van het kind en de slaapproblemen die daar het gevolg van zijn. Moeders verzuimen als gevolg daarvan soms hun werk, vaders ervaren dat zij zich minder goed kunnen concentreren.
De problemen die ouders ervaren als hun kind constitutioneel eczeem heeft, kunnen zich ook uiten in schuldgevoelens, omdat de ziekte vooral erfelijk is bepaald, maar ook in bedroefdheid door het onaantrekkelijke uiterlijk van hun kind.

De moeder van Merel, een meisje van 3 jaar, vertelt het volgende.

> 'Toen ik laatst met Merel bij de kassa van een supermarkt stond, zag een meisje achter ons haar eczeem in de knieholtes. Zij schrok ervan en zei: "Tsjonge, wat heeft zij daar? Wat zielig!" Ik ben nogal nuchter en het deed mij niet zo veel, maar je zou er toch onzeker van kunnen worden.
> In de zomer werd het eczeem bij Merel nog erger, zodat zij de huid tot

bloedens toe openkrabde. Het arme kind stond op de foto in haar badpakje met veel eczeemplekken en een opengekrabde huid.

Van mijn familie kreeg ik telkens negatieve reacties, omdat ik hormoonzalven durf te gebruiken om het eczeem te onderdrukken. "Hoe kun je dat toch doen," zeiden ze, "dat is toch heel slecht?" Ik ging er toch mee door, omdat de huisarts gezegd had dat het geen kwaad kon en omdat een klein beetje smeren van de zalf goed hielp. Dan krabde Merel tenminste niet meer. Maar toch, het is niet leuk als je daar steeds aanmerkingen op krijgt en uiteindelijk word je er ook onzeker van.

Ik denk dat de mensen zichzelf de angst voor hormoonzalven aanpraten en het helpt ook niet dat er op internet zo veel negatieve dingen over gezegd worden. Door het gebruik van deze hormoonzalven is de jeuk bij Merel tenminste fors verminderd. Ik heb zowel boven als beneden in het huis tubes met vette crème liggen, zodat het een kleine moeite is om tussendoor even te smeren en inmiddels heeft Merel minder hormoonzalf nodig.'

Uit dit verhaal blijkt dat kinderen met eczeem en hun ouders soms negatieve reacties krijgen. Dit kan ouders heel onzeker maken, al probeert de omgeving vaak te helpen met goedbedoelde adviezen. Deze moeder koos haar eigen weg, maar had wel het idee dat zij zich steeds moest verdedigen en uitleg moest geven over haar manier van omgaan met eczeem bij haar dochter.

In de pubertijd zijn vrienden heel belangrijk. Uit het interview met Tom blijkt dat hij zich schaamde voor zijn uiterlijk en dat dit het uitgaan in de weg stond. Vervelende reacties uit de omgeving komen vaak voort uit onwetendheid. Daarom geldt het advies om er juist in de puberteit over te praten. Zoals in het geval van Roos: als haar vriend zou weten dat zij uit schaamte voor haar eczeemplekken niet in een korte broek durft te lopen, zou hij haar beter begrijpen en daar waarschijnlijk helemaal geen probleem van maken!

De omgeving van een volwassene met eczeem bestaat uit onder meer de partner, kinderen, vrienden en familie en ook collega's op het werk. Ook bij een volwassene geldt dat wanneer de directe omgeving de persoon met eczeem steunt, hij het eczeem gemakkelijker kan accepteren. Het is goed om er ook met een eigen partner over te praten. Het probleem 'eczeem' wordt door de patiënt soms groter gemaakt dan het voor de partner is. Praten daarover kan voor beide partijen een opluchting betekenen.

4.3 Wat betekent het voor werk en hobby's?

Vaak is het de moeder die besluit te stoppen met werken om zich volledig te wijden aan de zorg voor het kind. Het niet meer werken en weinig tijd hebben voor sociale contacten of hobby's buitenshuis kunnen leiden tot isolatie. Sommige moeders kiezen daarom bewust voor werk of hobby.

Hierbij past het verhaal van de moeder van Jasper (11 maanden).

> 'Ik wilde 's avonds niet graag weggaan; ik wilde Jasper kunnen troosten. Toch gaf ik het paardrijden er niet voor op: die ene hobby moet kunnen. Ik voelde dat ik als moeder toch meer gefixeerd was op mijn kind dan mijn man.'

De moeder van Daan (13 maanden) vertelt een vergelijkbaar verhaal.

> 'Bij het wegbrengen van Daan, voordat ik ging werken, moest ik leren om vertrouwen te hebben in de familie of vrienden bij wie hij de ochtend doorbracht. Hele smeerschema's van zalven heb ik gemaakt en dan nog geldt: erop vertrouwen dat het niet wordt vergeten en Daan goed wordt ingesmeerd, omdat de eczeemhuid anders de volgende dagen meteen weer onrustig is. Dat allemaal opgeteld bezorgde mij veel inspanning en stress.'

Leven met een kind(je) dat constitutioneel eczeem heeft, betekent in de praktijk leren om keuzes te maken. Als het niet lukt om dit zelf of samen met een partner op te lossen, is het raadzaam om hiervoor hulp te zoeken.

Oudere kind of adolescent

Voor het oudere kind of adolescent heeft eczeem ook nadelen, zoals slaaptekort vanwege de jeuk. Maar ook schaamtegevoel door de plekken in het gezicht, op een kwetsbare leeftijd, is een veelgehoorde klacht.

> Lotte, een jonge vrouw van 23 jaar, mag af en toe invallen als violiste in een bekend orkest. Zij meldt zich bij de huisarts, omdat ze in periodes van stress, vlak voor een optreden, veel last krijgt van rode, jeukende plekjes in haar gelaat, vooral bij haar ogen en in haar hals. Schaamtegevoel overheerst op zo'n moment, terwijl ze juist trots en blij is dat ze de kans krijgt om in een goed orkest te mogen spelen voor een groot publiek. Lotte heeft een tas met tubes bij zich: diverse zalven heeft zij her en der verzameld en toegepast, met onvoldoende resultaat.

Op dat moment wil deze patiënt maar één ding: geen zichtbare roodheid en geen jeuk, want zij wil spelen. Het is aan de huisarts in dit geval uitleg te geven over haar huidaandoening, medicatie voor te schrijven en om te begeleiden, zo nodig te verwijzen (zie hiervoor ook hoofdstuk 5 en 6).

Oudere patiënt

Bij de oudere patiënt speelt de werkomgeving een grote rol. Het blijkt dat personen met aanleg voor constitutioneel eczeem bij werkcontact met vocht, bepaalde voedingsmiddelen, irriterende stoffen en mechanische wrijving niet frequenter werk verzuimen

dan personen zonder deze aanleg. Echter, als deze personen ziek worden, blijven ze wel langer uit het arbeidsproces weg. Een bedrijfsarts kan ervoor zorgen dat onderzoek naar huidbelastende factoren op de werkplek wordt verricht.
Maar al voor men werkelijk aan de slag gaat, dus bij het maken van een beroepskeuze, is het voor een patiënt met constitutioneel eczeem belangrijk om te beseffen dat een beroep waarin veel met vochtige stoffen wordt gewerkt (gezondheidszorg, kapsalon, voedselbereiding, schoonmaakwerk, bloemisterij) een verhoogd risico met zich meebrengt op het krijgen van handeczeem. Een bijkomend probleem is dat ook thuis de huid nog wordt blootgesteld aan belastende factoren door het uitoefenen van hobby's, verrichten van klussen en het doen van de huishouding.
Klimatologische factoren hebben ook invloed op de activiteit van constitutioneel eczeem. Sterk transpireren of een hoge omgevingstemperatuur, waardoor jeuk ontstaat, kunnen het eczeem verergeren. Koude of droge lucht kan de toch al droge huid van deze patiënt verder uitdrogen.
Het Nederlands Kenniscentrum ArbeidsDermatosen (NECOD) in het UMC Groningen en het VU medisch centrum in Amsterdam hebben spreekuren met gespecialiseerde verpleegkundigen, die uitleg en instructie aan de patiënten geven. Het doel is om de aandoening van de patiënt zodanig te verbeteren dat hij of zij naar behoren kan functioneren, bij voorkeur in het eigen beroep.

> Tom, inmiddels 24 jaar oud, is na zijn hbo-opleiding adviseur in de bedrijfsbouw geworden. In zijn beroep is er geen sprake van een verhoogde huidbelasting. Hij heeft bewust gekozen voor een beroep waarbij zijn aanleg voor constitutioneel eczeem geen problemen zal opleveren.

4.4 Samenvatting

Diverse problemen kunnen ontstaan bij direct betrokkenen als gevolg van de klachten van de patiënt met constitutioneel eczeem. Het is een huidaandoening met een onvoorspelbaar beloop, waarbij de jeuk soms heel heftig kan zijn en aanleiding kan geven tot een verstoorde slaap van de patiënt en diens omgeving. Interviews, gehouden onder patiënten of direct betrokkenen, geven een indruk van de invloed van deze klachten.

Omdat constitutioneel eczeem vooral bij kinderen voorkomt, kunnen bij de ouders emoties ontstaan die een rol spelen in de manier waarop zij omgaan met hun kind. Zo is er sprake van schuldgevoel, bedroefdheid, prikkelbaarheid en moeheid. Ouders ervaren de behandeling van het eczeem bij hun kind als intensief. Dit kan invloed hebben op het werk buitenshuis van één of beide ouders, wat weer gevolgen kan hebben voor het inkomen van het gezin.

Op latere leeftijd wordt belangrijk of de patiënt met constitutioneel eczeem zijn werk kan doen, door kan gaan met de geliefde hobby, of het eczeem geen schaamtegevoelens oplevert en of het invloed heeft op de werkomgeving.

Iemand die constitutioneel eczeem heeft (gehad), heeft een groter dan normale kans om handeczeem te krijgen wanneer hij werk heeft waarin de huid van de handen zwaar wordt belast. Hierdoor zijn deze personen minder geschikt voor beroepen met een hoge huidbelasting, zoals het kappersvak of de zorgsector.

De bedrijfsarts kan geraadpleegd worden. Dikwijls komt de patiënt bij de huisarts: deze kent de omstandigheden waarin de patiënt verkeert. Als de huisarts er niet uitkomt, vindt er meestal een verwijzing plaats naar een dermatoloog (par. 5.1.4).

HOOFDSTUK 5
Welke behandelingen bestaan er?

Dr. Anton de Groot
Drs. Pauline Dirven-Meijer

5.1 Organisatie van de zorg

Met een goede behandeling kunnen de klachten bij constitutioneel eczeem tot een minimum beperkt blijven. Er is veel aan te doen. Dokters, zoals jeugdartsen op het consultatiebureau, huisartsen, kinderartsen, dermatologen en eventueel bedrijfsartsen, spelen daarbij een rol, maar soms ook diëtisten, psychologen of maatschappelijk werkers. Zeker zo belangrijk is de patiënt zelf, of de ouder(s) van het kind met eczeem, die op tijd hulp moet(en) vragen als de klachten te heftig zijn of als de therapie niet aanslaat.
In dit hoofdstuk wordt uitgelegd hoe de zorg voor patiënten met constitutioneel eczeem georganiseerd is en wordt de rol van de verschillende behandelaars besproken. De behandelingsmogelijkheden zijn in grote lijnen onder te brengen in behandeling met geneesmiddelen en de zogenaamde niet-medicamenteuze behandeling. We beginnen in dit hoofdstuk met deze laatste vorm, waarbij we door het geven van leefadviezen ook aandacht zullen besteden aan het vermijden van factoren die het eczeem kunnen verergeren.

5.1.1 Bezoek aan het consultatiebureau

Constitutioneel eczeem ontstaat in 80% van de gevallen in het eerste levensjaar, vanaf de leeftijd van 2 maanden. Dit betekent dat veel kinderen met constitutioneel eczeem op het consultatiebureau (CB) worden gezien. Nogal wat moeders van kinderen met de aandoening hebben het zelf ook (gehad). De moeder zal dan als ervaringsdeskundige gericht vragen stellen tijdens een bezoek aan het CB.

In het 1^e levensjaar zal de zuigeling maandelijks op het CB gezien worden, afwisselend bij de jeugdarts en de wijkverpleegkundige. Vanaf 15 maanden tot aan de schoolgaande leeftijd van 4 jaar, is een bezoek aan het CB minder frequent. Op het CB wordt er naast wegen en meten veel aandacht besteed aan de voeding en de algehele ontwikkeling van het kind. Lichamelijk onderzoek is daarbij een belangrijk onderdeel. Ook komen eventuele psychosociale problemen aan bod. Verder kunnen de ouders er terecht met allerhande vragen.

Veel consultatiebureaus werken met foldermateriaal, waarin antwoorden op de meest gestelde vragen worden gegeven. Het is aan te raden om belangrijke vragen over het eczeem van het kind vooraf

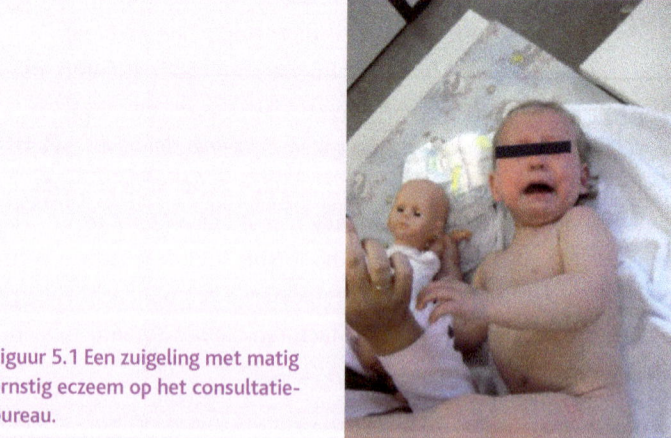

Figuur 5.1 Een zuigeling met matig ernstig eczeem op het consultatiebureau.

in het groeiboekje op te schrijven, zodat dit aan bod komt tijdens het consult op het CB. De jeugdarts kan geen recepten voorschrijven. Veel ouders denken dat het eczeem wel overgaat als er maar een andere voeding wordt gegeven. Uit onderzoek blijkt dat ouders die denken dat hun kind verschijnselen heeft die samenhangen met een allergie voor voedingsmiddelen, in meer dan 80% van de gevallen ongelijk hebben. Bij maximaal 30% van de patiënten met een ernstige vorm van constitutioneel eczeem speelt voedselallergie een rol. Bij de milde vormen van constitutioneel eczeem, die het meeste voorkomen, is voedselallergie zeldzaam. Om een mogelijke voedselallergie te ontdekken is een eliminatie-provocatietest via het consultatiebureau mogelijk. De wijkverpleegkundige is bij uitstek geschikt om dit proces te begeleiden. Een diëtist kan hier ook een belangrijke rol bij spelen.

De jeugdarts verwijst gemiddeld één op de tien kinderen met constitutioneel eczeem naar de huisarts, vooral wanneer de jeuk onvoldoende kan worden bestreden met vette zalven.

Jeugdartsen en wijkverpleegkundigen hebben bij de zuigeling met constitutioneel eczeem een belangrijke taak ten aanzien van voorlichting, begeleiding en behandeladviezen. Inmiddels wordt er gewerkt aan een landelijke Jeugdgezondheidszorg (JGZ-)Richtlijn Huid, waarbij ook veel aandacht wordt besteed aan hoe artsen en wijkverpleegkundigen in de jeugdgezondheidszorg het beste met (patiënten met) deze huidaandoening kunnen omgaan.

Hierbij past het verhaal van de moeder van Sjoerd (11 maanden).

> 'Op het consultatiebureau kreeg ik globaal wat tips. Het was mij als ervaringsdeskundige (ik had als kind zelf eczeem) allemaal wel bekend. Voor mij was het belangrijk om te weten wanneer ik met Sjoerd naar de huisarts zou moeten gaan...'

De moeder van Martijn (13 maanden) vertelt:

> 'Op het consultatiebureau werd ik erg onzeker. Er werd heel bedenkelijk gekeken door de wijkverpleegkundige toen ik vertelde dat Martijn geen yoghurt lustte en wel vla...
> Vanaf 9 maanden heb ik zelf gewone flesvoeding gegeven (niet hypoallergeen) en dat ging na volledige borstvoeding heel goed. Ik heb het gewoon zelf geprobeerd. Op het consultatiebureau werd ik bang gemaakt door een folder waarin allerlei wasvoorschriften werden genoemd, die ik moest toepassen nu ik een kind had met constitutioneel eczeem.'

Uit deze interviews blijkt dat ouders van een kind met eczeem heel verschillende vragen hebben. Behalve aandacht voor het eczeem zijn er op het consultatiebureau talloze aspecten die aan de orde moeten komen, zoals de voeding en de motorische en lichamelijke ontwikkeling van het kind. Zoals reeds hiervoor aangegeven is het verstandig om belangrijke vragen op te schrijven, zodat de jeugdarts of wijkverpleegkundige op het CB snel weet dat bepaalde onderwerpen echt aan de orde moeten komen tijdens dit bezoek. Ook zij moeten in een kort tijdsbestek namelijk heel veel doen!

5.1.2 Bezoek aan de huisarts

De huisarts is in de meeste gevallen de hoofdbehandelaar van de patiënt met constitutioneel eczeem in elke levensfase. Ook kan de huisarts bezocht worden naast het consultatiebureau.

De huisarts vraagt wanneer de huidklachten zijn begonnen en hoe het beloop is. Of er veel jeuk is, die aanleiding geeft tot krabben, en of de nachtrust wordt verstoord? Is er sprake van een droge huid en heeft de patiënt misschien nog andere klachten, zoals astma of hooikoorts? Bij navraag blijkt vaak dat andere familieleden ook

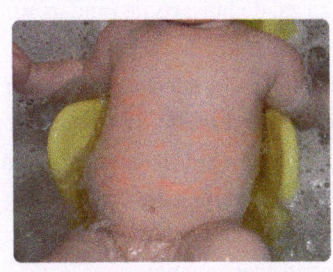 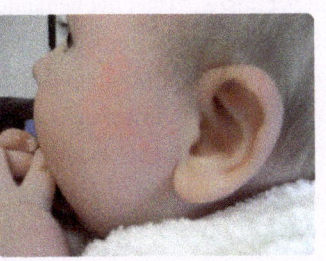

Figuur 5.2a en b Baby met constitutioneel eczeem.

klachten hebben of hebben gehad, zoals eczeem, astma of hooikoorts. Ook zal de huisarts, bij een kind jonger dan 2 jaar, vragen naar klachten die passen bij een eventuele voedselallergie, zoals ontroostbaar huilen, braken en voedselweigering. Verder wordt gevraagd naar andere klachten van het maag-darmstelsel, zoals diarree, of klachten van de luchtwegen, zoals hoesten en piepen na inname van voedingsmiddelen.

Daarna volgt het lichamelijk onderzoek. Daarbij is het nodig dat alle eczeemplekken worden gezien. Er wordt gekeken naar de lokalisatie van het eczeem, naar eventuele roodheid, dikte van de huid, opengekrabde plekken, naar de vochtigheidstoestand van de eczeemplekken (nat of droog) en naar tekenen van lokale infectie (etterende afscheiding of korstjes).

Door infectieziekten kan het eczeem opvlammen, maar dit kan ook als gevolg van stress. De huisarts zal afhankelijk van de bevindingen een behandelplan opstellen. Omdat huisartsen volgens protocol de onderverdeling hanteren van mild, matig en ernstig constitutioneel eczeem, wordt er – afhankelijk van de ernst van het eczeem – een zalf of crème op recept voorgeschreven. Soms zijn er andere medicijnen nodig (par. 5.3).

Bij het opstellen van het behandelplan zal de huisarts de (ouders van de) patiënt zo veel mogelijk betrekken. De huisarts zal informatie geven over de werking van de crème/zalf, de eventuele bijwerkingen en de manier waarop deze moet worden aangebracht. Het is zowel voor de veiligheid als voor de werkzaamheid van de behandeling van groot belang dat de adviezen hierover goed worden opgevolgd.

Ook zal de huisarts vaak een patiëntenbrief van het Nederlands Huisartsen Genootschap met informatie over constitutioneel eczeem meegeven. Afhankelijk van de ernst van het eczeem zal een controleafspraak (één of twee weken later) worden gemaakt, zodat de huisarts het verloop van de ziekte kan beoordelen en eventueel nieuwe vragen van de patiënt kan beantwoorden.

Ouders van kinderen met constitutioneel eczeem vragen soms om een allergietest voor voedselallergie, bijvoorbeeld een bloedtest. Dat is echter niet zo zinvol (par. 1.7.4). Veel beter is het om op het CB een eliminatie-provocatietest te laten doen (par. 1.7.5). Om de oorzaak echt met zekerheid te kunnen vaststellen, is een verwijzing naar het ziekenhuis nodig voor een dubbelblinde placebogecontroleerde provocatie. Daarvoor is een zeer sterk vermoeden op het bestaan van voedselallergie overigens wel noodzakelijk.

Constitutioneel eczeem kan in alle levensfasen door stress verergeren. Zo kunnen een verhuizing, een eindexamenperiode of een echtscheiding het eczeem doen opvlammen. Niet iedereen is zich daarvan bewust. Het is dan ook lastig om uit te leggen dat stress een huidaandoening kan verergeren. De patiënt wil natuurlijk het liefst een medicijn en daarna nooit meer terugkomen. De huisarts zal wel vragen of er sprake is van stress. Uitleg en geruststelling is dan op zijn plaats en de arts kan eventueel medicijnen tegen de stress voorschrijven of doorverwijzen naar een maatschappelijk hulpverlener.

Hierna staat het verhaal beschreven van een moeder van een kind met eczeem, waaruit blijkt dat de moeder gebaat was bij een frequent bezoek aan de huisarts.

Het verhaal van de moeder van Tim (13 maanden).

> 'Via de huisarts werden diverse soorten zalf voorgeschreven. Het was niet zo dat de eerste voorgeschreven zalf meteen het beste was. De laagdrempeligheid in de huisartsenpraktijk, waar we in het begin vaak naartoe gingen, was voor mij nodig om me wat zekerder te voelen in het omgaan met het eczeem bij ons kind. Een sterke begeleiding vond ik in die onzekere periode heel erg belangrijk. De omgeving drong aan op een bezoek aan een goede dermatoloog, maar daar hebben wij geen gebruik van gemaakt.'

Als een behandeling van de huisarts onvoldoende effect sorteert of als de patiënt graag door een specialist gezien wil worden, kan de huisarts een verwijzing in orde maken naar een kinderarts met speciale aandacht voor dermatologie of naar een dermatoloog. Een huisarts kan tegenwoordig ook gebruikmaken van teledermatologie om met de dermatoloog te communiceren. Deze mogelijkheid staat beschreven in paragraaf 5.1.4.

5.1.3 Wat doet de diëtist?

Zowel vanuit het consultatiebureau als door de huisarts en dermatoloog kunnen patiënten met constitutioneel eczeem verwezen worden naar de diëtist. Sinds kort mag de patiënt ook zonder tussenkomst van een arts zelf een afspraak maken bij een diëtist. Het komt namelijk heel vaak voor – zowel bij ouders van kinderen met constitutioneel eczeem als bij oudere eczeempatiënten – dat men denkt dat het eczeem veroorzaakt wordt door verkeerde voeding. Het aandeel van voedselallergie wordt echter vaak enorm overschat.

Bij constitutioneel eczeem geldt: eerst het eczeem goed behandelen en dan pas verder kijken!

Als het gaat om een mogelijke koemelkallergie kan de diëtist een belangrijke rol spelen in het geven van voedingsadviezen. De diëtist kan op basis van het afnemen van een voedselanamnese helpen om tekorten in de voeding uit te sluiten en een gezonde, volwaardige voeding te adviseren. Er kan bijvoorbeeld gedurende een tijdelijke periode voor een eliminatiedieet worden gekozen.

Zo was er wel sprake van een koemelkallergie bij Inge.

> De moeder van Inge, 9 maanden oud, raakte een beetje overspannen van haar huilende zuigeling, die zij nog steeds, zo vaak als mogelijk, borstvoeding gaf omdat twee oudere kinderen uit een eerder huwelijk bekend waren met astma en eczeem. Inge was het kind van haar nieuwe partner. Zij hadden zich beiden enorm verheugd op de komst van hun dochtertje.
>
> Echter, het huilen van Inge werd alleen maar erger. Ondanks dat de eczeemplekjes in het gelaat en op de romp flink werden ingesmeerd, huilde en krabde Inge veel. Ook was haar ontlasting opmerkelijk dun.
>
> Bij navraag bleek moeder zichzelf te troosten met bakken cashewnootjes en grote stukken chocolade. Zij was geen vleeseter, maar hield wel erg van vis. De huisarts verwees haar naar de diëtiste en samen met de begeleiding vanuit het consultatiebureau lukte het om gezamenlijk een behandelplan op te zetten.
>
> Moeder liet voortaan bepaalde voedingsmiddelen weg uit haar dieet en Inge werd geleidelijk rustiger. Uiteindelijk werd overgestapt op een speciale flesvoeding. Het gevolg was dat Inge een 'ander kindje leek te worden'.
>
> Eliminatie en provocatie werden ingezet. Dit was niet alleen nodig om de diagnose met zekerheid te kunnen stellen, maar ook om de flesvoeding van de zorgverzekeraar vergoed te krijgen.
>
> Moeder en haar nieuwe partner konden daarna opgelucht genieten van de nieuwe situatie. En niet te vergeten: ook de oudere kinderen in het gezin kregen nu weer meer aandacht.

Het verhaal van Inge illustreert dat het goed is om altijd alert te blijven bij een extreem huilende zuigeling, waarbij het soms een zoektocht is naar de oorzaak van het huilen! Op zo'n moment heeft een diëtist een heel belangrijke rol als het gaat om zorgvuldig afgewogen voedingsadviezen, zowel voor moeder als kind, en is samenwerking in de zorg van groot belang om niemand uit het oog te verliezen.

Ondertussen blijven bij zuigelingen de controles op het consultatiebureau doorgaan, alleen al om de groeicurve in de gaten te houden. Daarnaast blijft de diëtist contact houden met moeder en kind. Tegenwoordig vindt er ook e-mailcontact plaats tussen diëtistes en ouder(s) van kinderen, waardoor korte vragen over de voeding snel en gemakkelijk beantwoord kunnen worden. Dat bespaart bijvoorbeeld de moeder, met meestal meerdere kleine kinderen, veel tijd en hoeft ze geen hulp van anderen in te roepen om bijvoorbeeld op de andere kinderen te passen. E-mailcontact kan ook handig zijn voor bijvoorbeeld pubers, die in hun onzekerheid toch behoefte hebben aan vragen over voeding bij hun eczeem. Omdat men nog vaak denkt dat voeding een belangrijke rol speelt bij eczeem, is voorlichting door diëtisten van het grootste belang om zo voedseltekorten te voorkomen.

> Mieke, 16 jaar oud, komt met buikklachten bij de huisarts. Bij navraag blijkt dat Mieke vanaf haar 6de levensjaar al geen melkproducten meer durft te nemen, omdat zij daarvan een jeukende huidafwijking zou krijgen, zo was haar ooit verteld. Moeder knikt instemmend mee.

Zomaar een voorbeeld uit de praktijk illustreert een groot probleem. Mieke is doorverwezen naar de diëtist en onder begeleiding langzaam begonnen met zuivelproducten. Haar buikklachten zijn afgenomen en haar gewicht past inmiddels bij haar leeftijd.

5.1.4 Bezoek aan de dermatoloog

De dermatoloog moet van oudsher worden bezocht in het ziekenhuis of in een privékliniek. Tegenwoordig is echter ook een teledermatologisch consult vanaf de huisartsenpraktijk bij de dermatoloog mogelijk. In zo'n geval is het de dermatoloog die het gevraagde advies geeft. Er wordt door de huisarts een foto gemaakt van de huidaandoening, die bij de adviesvraag digitaal wordt meegestuurd naar de dermatoloog op afstand. Deze kan per e-mail antwoord geven op basis van de informatie van de huisarts en na de foto te hebben bestudeerd op een heel groot beeldscherm.

Een dermatoloog ziet soms milde vormen van eczeem, maar meestal betreft het de (zeer) ernstige vormen van constitutioneel eczeem waar de huisarts niet uitkomt. De dermatoloog neemt ook een anamnese af, doet het lichamelijk onderzoek en geeft voorlichting en advies. Aanvullend onderzoek is meestal niet nodig. Als de dermatoloog de diagnose heeft gesteld, wordt er na het geven van een therapeutisch advies meestal weer afscheid genomen van de patiënt en wordt een brief met de gegevens opgestuurd naar de huisarts. Soms, afhankelijk van de dermatoloog, wordt de patiënt nog één of meerdere keren voor controle teruggezien.
In ziekenhuizen wordt steeds meer gebruikgemaakt van een verpleegkundig specialist, die samen met de dermatoloog op de polikliniek werkt en een deel van de taken van de dermatoloog overneemt, bijvoorbeeld het verstrekken van informatie over smeren met zalven.
In sommige academische ziekenhuizen worden patiënten zelfs begeleid door dermatologieverpleegkundigen via de computer. Dit kan handig zijn voor jonge mensen met eczeem, die door hun werk weinig tijd hebben voor het afleggen van een bezoek aan de polikliniek in het ziekenhuis. Nadat de dermatoloog de diagnose

constitutioneel eczeem gesteld heeft en een behandeling heeft ingezet en na de eerste kennismaking met de verpleegkundige, kan de behandeling verder thuis plaatsvinden. Er zijn geen geplande controleafspraken meer, de patiënt komt alleen naar het ziekenhuis als het echt nodig is.

Dit zogeheten eczeemportaal biedt de mogelijkheid tot e-consult, monitoring van zowel lichamelijke klachten als psychosociale gevolgen van constitutioneel eczeem alsook zelfmanagementtraining. Via dit eczeemportaal kan de patiënt op eigen initiatief vragen stellen die op dat moment voor hem belangrijk zijn en de verpleegkundige kan daar gericht op reageren. Monitoring wordt uitgevoerd door de verpleegkundige via onder meer de toegestuurde foto's. Vervolgens vindt overleg plaats tussen verpleegkundige en dermatoloog.

In academische ziekenhuizen wordt voor patiënten met eczeem ook steeds vaker gebruikgemaakt van een multidisciplinair team, waarin naast de dermatoloog en verpleegkundige ook een maatschappelijk werker en psycholoog werkzaam zijn.

Bij Tom (24 jaar) verliep het bezoek aan de dermatoloog destijds wat anders.

> 'Jaren geleden ben ik bij de dermatoloog geweest. Het leek alsof hij geen interesse had in mijn huidaandoening, die overigens vaak voorkomt. Na een halfuur wachten was ik vijf minuten binnen en toen al weer buiten met een aantal folders. Die moest ik maar eens doorlezen, ik was wel weer welkom bij vragen.'

Inmiddels zijn de tijden erg veranderd. Kinderen en ouders hanteren dagelijks internet en weten zelf al vaak heel veel van hun aandoening. Dermatologen gaan in op specifieke vragen van de patiënt en verwijzen indien gewenst naar de *juiste* website.

5.2 Leefadviezen en niet-medicamenteuze behandeling

Als het gaat om leefadviezen bij constitutioneel eczeem, is het als eerste van belang om factoren te vermijden die het eczeem kunnen verergeren. Warm water, zeep en badschuim kunnen de huid uitdrogen of prikkelen. Over het algemeen geldt: niet te vaak of te lang of te warm baden en weinig zeep gebruiken. Zuigelingen en ook oudere kinderen hoeven niet elke dag in bad. Voor zuigelingen wordt in de literatuur een badfrequentie van twee, drie keer per week aanbevolen. Het is aan te raden om na het baden of douchen de huid voorzichtig te drogen (droogdeppen) en daarna in te smeren met een ongeparfumeerde, vettende zalf.

Kledingstukken van wol veroorzaken bij patiënten met constitutioneel eczeem jeukklachten, terwijl dit bij het dragen van katoenen kleding niet optreedt. Eventueel kan een katoenen blouse onder een wollen trui gedragen worden. Ook wordt katoen beter verdragen dan shirts van kunststof met een ruwe vezel.

Stress en infectieziekten kunnen het eczeem verergeren. Stress kan worden veroorzaakt door de langdurige jeuk, maar kan ook veroorzaakt worden door spanningen vanuit de omgeving. Als de oorzaak van stress wordt weggenomen, denk bijvoorbeeld aan verandering van school door een kind dat geplaagd wordt, kan de jeuk verminderen en de huid rustiger worden.

Eliminatie van huisstof heeft weinig invloed op constitutioneel eczeem. Het is voor de meeste patiënten niet zinvol om bij constitutioneel eczeem huisstofmijtwerende hoezen aan te schaffen. Speciale anti-allergiematrassen hebben geen enkele zin.

Voor de rol die voedselallergie speelt wordt verwezen naar paragraaf 1.6.1. De relatie tussen borstvoeding en de kans op het ontstaan van constitutioneel eczeem is niet geheel duidelijk. Mogelijk heeft borstvoeding in de eerste drie maanden een beschermend effect bij kinderen met een sterk positieve familieanamnese voor allergie. Op het consultatiebureau wordt sowieso geadviseerd om borstvoeding te geven, zeker bij moeders met een een sterk positieve familieanamnese voor allergie.

De seizoenen kunnen van een wisselende invloed zijn. Sommigen patiënten bemerken een verergering van het eczeem in de zomer, als de graspollenconcentratie hoog is, anderen juist bij koud winterweer. Zo kan bijvoorbeeld verhuizing naar een land met een warm klimaat bij sommige mensen een aanzienlijke verbetering geven van het eczeem.
Een droge huid is extra gevoelig voor allerlei prikkels. De behandeling richt zich allereerst op een goede verzorging van de huid door deze vet te houden en uitdroging te voorkomen, waardoor irritatie van stoffen van buiten niet kan optreden.
Jeuk, het hoofdkenmerk van constitutioneel eczeem, is 's avonds en in de vroege nacht het sterkst aanwezig. Krabben leidt tot wondjes. Op opengekrabde delen kan vervolgens een bacterie toeslaan. Dit kan aanleiding geven tot infecties en verergering van het eczeem.

De basis van de behandeling bij een patiënt met constitutioneel eczeem bestaat uit veelvuldig gebruik van zogenaamde indifferente middelen. Dat zijn stoffen die voor niet-specifieke therapie worden gebruikt, zoals zalven en crèmes. een overzicht van deze middelen staat in tabel 5.1.
Bij een zeer droge huid wordt een zalf geadviseerd. Deze zalven zijn meestal zonder recept van de arts verkrijgbaar. Op plaatsen waar de huid minder droog is, bijvoorbeeld in het gelaat, is het beter om een crème te gebruiken. De moeder van het kind met eczeem of de patiënt zelf weet het beste wat prettig is in het gebruik. Zo kan een zalf te vet aanvoelen en een crème de huid niet vet genoeg maken. Er is geen beperking voor het aantal keren dat per dag gesmeerd mag worden.

Tabel 5.1 Indifferente middelen

Conditie huid	Applicatievorm	Effect	Preparaat
niet droog, niet nat	crème	neutraal	• cetomacrogolcrème • lanettecrème
droog	vette crème	hydraterend	• vaseline-cetomacrogolcrème • vaseline-lanettecrème
	zalf	hydraterend	• koelzalf (= unguentum leniens)
Zeer droog	vette zalf	sterk hydraterend	• cetomacrogolzalf • lanettezalf

Als een zuigeling met name 's nachts veel last heeft van de jeuk, is het raadzaam om een (antikrab)verbandpakje te gebruiken, waardoor het jeukeffect vermindert en de zuigeling vanwege de vorm van het verbandpakje niet kan krabben. Hoewel de meerwaarde van een zijden verbandpak niet vaststaat, blijkt uit de praktijk dat veel zuigelingen hier, mits goed uitgelegd, erg bij gebaat zijn. De zorgverzekeraar vergoedt meestal deze verbandpakjes.

Bij het grotere kind, bij wie geen luiers meer verschoond hoeven te worden, moet men het insmeren van de droge huid niet vergeten. Zalven en crèmes in tubes zijn langer houdbaar dan in potjes. Door tubes op verschillende plekken in huis te leggen is het gemakkelijker om de huid tussendoor even in te smeren.

Met name jongeren gebruiken de laatste tijd steeds vaker allerlei geurtjes. Zij douchen frequent en zij wassen zich met geparfumeerde zeep. Als je al een droge huid hebt, is dat niet aan te bevelen! Vooral op deze leeftijd worden waterige crèmes en lotions gekocht, maar deze producten bestaan voor 80% uit water en drogen de huid alleen maar verder uit! Omdat vaseline, bekend en goedkoop, erg vet is voor het gelaat en de huid doet glimmen, is het verstandiger om de aangevette crème te gebruiken, bijvoorbeeld vaseline-cetomacrogolcrème of vaseline-lanettecrème (tabel 5.1). Deze crèmes smeren fijn en trekken goed in.

5.3 Medicamenteuze behandeling

Er zijn verschillende mogelijkheden om constitutioneel eczeem met medicijnen te behandelen. Deze worden onderverdeeld in *lokale* therapie (op de huid aangebracht) en *systemische* therapie met tabletten of capsules. Sommige systemische behandelingen worden alleen gegeven bij complicaties, zoals antibiotica bij het optreden van bacteriële infecties (par. 3.2.1.1) en antivirale middelen in het geval van eczema herpeticum (par. 3.2.1.2). Naast de medicamenteuze behandelingen is er nog de lichttherapie, waarbij de huid wordt blootgesteld aan ultraviolette stralen.

Meer dan 95% van alle patiënten met constitutioneel eczeem heeft afdoende baat bij alleen lokale therapie. Maar welke behandeling ook gegeven wordt, er is altijd sprake van een symptomatische therapie: alleen de symptomen worden bestreden. Geen enkele behandeling, hoe krachtig ook, is in staat om het eczeem definitief te genezen. De oorzaken (die maar gedeeltelijk bekend zijn) kunnen immers niet worden weggenomen. De behandeling zal dan ook vaak langdurig, hetzij continu, hetzij periodiek, moeten worden toegepast.

De keuze van de medicamenteuze behandeling is onder meer afhankelijk van de ernst, uitbreiding en lokalisatie van het eczeem, de leeftijd van de patiënt, praktische omstandigheden en eventueel de voorkeuren van de (ouders van de) patiënt. Huisartsen maken onderscheid tussen mild, matig en ernstig eczeem.

Wanneer er sprake is van een mild eczeem, kan het invetten met indifferente middelen, het vermijden van uitdroging van de huid en zo nodig van prikkels die het eczeem verergeren, afdoende zijn (par. 5.2). Treedt hiermee onvoldoende verbetering op, en is vooral de jeuk niet afdoende te bestrijden, dan zal de huisarts behandelen met hormoonzalven (par. 5.4.1). Daar schrikken ouders vaak van, maar dat is niet nodig: wanneer ze op de juiste manier worden gebruikt (en de huisarts weet hoe dat moet), zullen er geen ernstige bijwerkingen optreden!

Bij een matig of ernstig eczeem worden direct al hormoonzalven gegeven naast de indifferente middelen. Jeugdartsen op het consultatiebureau kunnen deze middelen niet voorschrijven.

Helpt deze behandeling onvoldoende, dan komen – bij volwassenen en kinderen vanaf 2 jaar – de calcineurineremmers in beeld, die meestal worden afgewisseld met de hormoonzalven (par. 5.4.3). Veel huisartsen verwijzen de patiënt in dit stadium naar de dermatoloog of kinderarts.

Bij onvoldoende effect van deze behandelcombinatie kan de 'wet-wrap'-methode voor toediening van dermatocorticosteroïden nuttig zijn (par. 5.4.1.6). Wanneer een zeer ernstig eczeem met intensieve lokale therapie niet afdoende te onderdrukken is, kunnen volwassen patiënten en kinderen vanaf 12 jaar met lichttherapie worden behandeld (par. 5.6). Alleen de allerernstigste therapieresistente vormen van eczeem komen in aanmerking voor systemische therapie met immunosuppressiva (medicijnen die immuunprocessen en ontsteking remmen: par. 5.5.3), waarvan ciclosporine het middel van eerste keuze is, zowel voor kinderen als voor volwassenen (par. 5.5.3.2). Belangrijk is dat in alle gevallen waarin medicamenteuze therapie wordt ingezet, de basisbehandeling (indifferent invetten, vermijden van prikkels die het eczeem kunnen verergeren) wordt gecontinueerd.

5.4 Lokale behandeling

Lokale therapeutica (geneesmiddelen die worden toegediend aan de huid in de vorm van crèmes, zalven, enzovoort) worden bij voorkeur op een iets vochtige huid aangebracht, dus direct na het baden of douchen, vooral als het om zalven gaat. Ze kunnen beter niet gelijktijdig met of kort voor of na de indifferente middelen worden gebruikt (par. 5.2).

5.4.1 Hormoonpreparaten (dermatocorticosteroïden)

5.4.1.1 *Wat zijn hormoonpreparaten?*
Hormoonpreparaten (meestal hormoonzalven genoemd) zijn bij verreweg de meeste patiënten met constitutioneel eczeem (baby's, kinderen en volwassenen) het belangrijkste onderdeel van de medicamenteuze behandeling. Deze medicijnen bevatten bijnierschorshormonen, de zogeheten corticosteroïden. Omdat ze op de huid worden aangebracht, noemt men deze middelen dermatocorticosteroïden (derma = huid). Plaatselijke toepassing op de huid heet lokale of topicale therapie.
De dermatocorticosteroïden zijn zeer effectieve middelen om eczeem te behandelen, vooral door hun ontstekingsremmende werking en hun gunstige invloed op de jeuk. Ze worden in vier sterkteklassen ingedeeld:
- klasse 1 (zwak werkzaam);
- klasse 2 (matig sterk werkzaam);
- klasse 3 (sterk werkzaam);
- klasse 4 (zeer sterk werkzaam).

De in Nederland verkrijgbare dermatocorticosteroïden zijn opgesomd in tabel 5.2. Deze geneesmiddelen zijn er in allerlei vormen: crème, vetcrème, zalf, lotion, smeersel, huidemulsie, hydrogel en shampoo. De lotions, hydrogels en shampoos zijn voor behandeling van constitutioneel eczeem op het behaarde hoofd. Crèmes worden vaak voorgeschreven omdat ze niet zo vet zijn en dus prettig aanvoelen. Toch geven dermatologen de voorkeur aan dermatocorticosteroïden in een (vette) zalfbasis. Deze werken namelijk beter dan de andere – minder vette – preparaten, omdat er vanuit de zalfbasis meer van het geneesmiddel de huid binnendringt en dus het eczeem beter kan aanpakken. Bovendien draagt de vette basis bij aan het herstel van de zo belangrijke barrièrefunctie van de huid. Ook wordt de zalfbasis meestal goed verdragen op de droge, geïrriteerde en gemakkelijk te irriteren atopische huid: hoe meer water het preparaat bevat, des te groter de kans op irritatie van de huid met een jeukerig en branderig gevoel bij het aanbrengen.

5.4.1.2 De behandeling met dermatocorticosteroïden

Een behandeling met dermatocorticosteroïden wordt gestart met het dagelijks aanbrengen van de hormoonzalf, eerst één tot twee weken tweemaal daags, daarna eenmaal per dag, totdat het eczeem 'genezen' is (d.w.z. dat de huid weer normaal of bijna normaal is) of een voor de patiënt acceptabele verbetering is bereikt. Deze fase duurt – behalve in de ernstigste gevallen – 10-20 dagen. Bij kinderen met licht eczeem is een hormoonpreparaat uit klasse 1 of 2 meestal voldoende effectief. Bij een matig ernstig eczeem wordt gekozen voor klasse 2 of 3 en bij ernstig eczeem voor een preparaat uit klasse 3. Voor eczeem in het gezicht, op de oogleden, in de oksels, liezen of op de geslachtsorganen wordt een lagere klasse voorgeschreven, omdat de huid hier zeer dun en kwetsbaar is. Klasse 4 wordt niet aan kinderen gegeven. Bij volwassenen wordt, afhankelijk van de ernst

Tabel 5.2 Indeling van dermatocorticosteroïden in sterkteklassen

Indeling in klassen	Merknaam
Klasse 1: zwak werkzaam	
hydrocortisonacetaat 1%	geen merknaam
Klasse 2: matig sterk werkzaam	
clobetasonbutyraat 0,05%	Emovate®
flumetasonpivalaat 0,02%	Locacorten®
hydrocortisonbutyraat 0,1%	Locoid®
triamcinolonacetonide 0,1%	geen merknaam
Klasse 3: sterk werkzaam	
betamethasondipropionaat 0,05%	Diprosone®
betamethasonvaleraat 0,1%	Betnelan®
desoximetason 0,25%	Ibaril®, Topicorte®
diflucortolonvaleraat 0,1%	Nerisona®
fluticasonpropionaat (crème 0,05%, zalf 0,005%)	Cutivate®
mometasonfuroaat 0,1%	Elocon®
Klasse 4: zeer sterk werkzaam	
betamethasondipropionaat 0,05% in propyleenglycol	Diprolene®
clobetasolpropionaat 0,05%	Dermovate®, Clarelux® (schuim), Clobex® (shampoo)

van het eczeem, meestal gekozen voor klasse 3, soms 4.
Na deze initiële behandeling van enkele weken wordt het gebruik van de hormoonzalven verminderd, afgebouwd. Hierdoor wordt voorkomen dat er bijwerkingen zullen optreden en dat de geneesmiddelen op langere termijn niet meer werken, dat men er 'resistent' of 'ongevoelig' voor wordt.

In het geval van mild eczeem kan het gebruik van de hormonen na de beginfase van de behandeling geheel gestaakt worden en wordt alleen nog indifferent behandeld. Wanneer het eczeem weer opvlamt (en de kans daarop is – na kortere of langere tijd – zeer groot), dan wordt dadelijk opnieuw tweemaal daags het hormoonpreparaat gesmeerd tot het eczeem weer voldoende onderdrukt is; meestal is enkele dagen voldoende. In een aantal gevallen zal het eczeem hiermee onvoldoende effectief bestreden kunnen worden, er ontstaan telkens weer verergeringen. Dan wordt een *onderhoudsbehandeling* met hormoonzalven gestart. Hiervoor zijn de volgende mogelijkheden, die zowel voor volwassenen als voor kinderen gelden:

1. hydrocortisonzalf (het enige preparaat in de zwakste klasse) tweemaal daags, dagelijks aan te brengen;
2. een hormoonzalf uit klasse 2 (of indien nodig 3) eenmaal daags gedurende 2 tot maximaal 4 opeenvolgende dagen per week. Dit schema wordt aangeduid als 'pulstherapie' of ook wel 'intermitterende behandeling'.

Deze behandelschema's worden – ook op langere termijn – als veilig voor de huid beschouwd.

Tegenwoordig worden corticosteroïden in de onderhoudsfase ook wel gecombineerd (afgewisseld) met een calcineurineremmer, zoals tacrolimus of pimecrolimus (par. 5.4.3).

5.4.1.3 Bijwerkingen van *dermatocorticosteroïden*

Hormoonzalven hebben bij veel mensen een slechte naam, omdat ze veel bijwerkingen zouden veroorzaken. Sommigen zijn daarvoor zelfs zo angstig dat ze deze middelen weigeren te gebruiken voor zichzelf of hun kinderen. Hoe begrijpelijk misschien ook (als je de bijsluiter leest zonder eerst door de dokter goed geïnformeerd te zijn, kun je daar gemakkelijk van schrikken), die angst is niet nodig. Als deze zo machtige en belangrijke wapens in de strijd tegen het eczeem op de juiste manier gebruikt worden, zullen ernstige bijwerkingen niet optreden. En elke dokter weet wat die juiste manier is!

Zeker, bijwerkingen komen voor, althans bij overmatig en langdurig gebruik. Er wordt daarbij onderscheid gemaakt tussen lokale bijwerkingen (veranderingen aan de huid zelf) en systemische effecten (in het lichaam).

Lokale bijwerkingen
Tot de lokale bijwerkingen behoren ontstekingen van de haarzakjes (folliculitis) en verdunning van de huid (atrofie). Bij ernstige atrofie kunnen uitgezette adertjes ontstaan (couperose, teleangiëctasieën), bloeduitstortingen in de huid en zelfs striae (striemen). Sommige infecties van de huid worden door hormonen onderdrukt, andere juist verergerd. Bij langdurig aanbrengen van de zalf in het gezicht kunnen afwijkingen die wat lijken op acne ontstaan en soms (maar dan alleen bij zeer langdurig gebruik) is er wat meer groei van donshaartjes bij vrouwen. Pigmentveranderingen in de huid (lichter, donkerder) worden vaak aan de dermatocorticosteroïden toegeschreven, maar zijn nagenoeg altijd het gevolg van het eczeem zelf of genezing daarvan. Incidenteel worden patiënten allergisch voor het corticosteroïd of een basisbestanddeel van het geneesmiddel.

Systemische bijwerkingen
Systemische bijwerkingen kunnen optreden, wanneer er door overmatig en langdurig smeren van hormoonzalven veel van de corticosteroïdmoleculen door de huid heengaan en in het bloed terechtkomen. Tot de systemische bijwerkingen behoren de ziekte van Cushing (door te veel hormonen), het syndroom van Addison (door opeens te weinig hormonen bij het staken van de behandeling), osteoporose (botontkalking), groeiremming, glaucoom (verhoogde oogboldruk), cataract (staar) en aseptische botnecrose (afsterven van bot). Bij volwassenen zijn systemische bijwerkingen zeldzaam. Bij kinderen ontstaan ze eerder, doordat kinderen een

relatief groot lichaamsoppervlak ten opzichte van hun lichaamsgewicht hebben.

5.4.1.4 Wat bepaalt de kans op bijwerkingen?

De kans op het ontstaan van bijwerkingen hangt af van:
- de werkzaamheid (sterkte) van het corticosteroïd: hoe hoger de klasse, des te groter de kans op bijwerkingen;
- de basis van het gebruikte preparaat: de zalfbasis werkt het beste, maar geeft ook meer kans op bijwerkingen;
- de plaats van toepassing: lokale bijwerkingen ontstaan vooral op plaatsen waar de huid dun is, zoals het gezicht (vooral de oogleden), de geslachtsorganen, de huidplooien, het onderste deel van de rug en de binnenzijde van de bovenbenen;
- de grootte van het behandelde oppervlak: hoe groter het behandelde oppervlak, des te meer kans op systemische bijwerkingen;
- de duur van de behandeling: kortdurende behandeling van 1-3 weken zal zelden aanleiding geven tot bijwerkingen, ook niet bij het gebruik van sterke preparaten. Bij langer durend gebruik neemt de kans daarop toe, vooral bij dagelijkse toepassing;
- eventuele occlusie (afsluiting) door bijvoorbeeld een hydrocolloïdverband, luier of in de plooien;
- de leeftijd van de patiënt: kinderen zijn gevoeliger voor systemische bijwerkingen.

5.4.1.5 Hoe kunnen bijwerkingen worden voorkomen?

Lokale bijwerkingen
Er zijn enkele basisregels waarmee ernstige lokale bijwerkingen nagenoeg altijd kunnen worden voorkomen. Zo probeert de arts een effectief middel uit de laagst mogelijke klasse voor te schrijven.

Alleen in het begin wordt tweemaal daags gesmeerd, daarna eenmaal per dag. Langdurige dagelijkse toepassing wordt vermeden: na de initiële fase van 10-20 dagen wordt overgeschakeld op pulstherapie (intermitterende behandeling): 2-4 dagen achtereen per week. In de onderhoudsfase wordt zo mogelijk een zwakker corticosteroïd gebruikt. Er wordt rekening mee gehouden dat de kans op lokale bijwerkingen groter is in het gezicht en de plooien (oksels, liezen, bilspleet, onder de borsten); hiervoor zullen alleen dermatocorticosteroïden uit klasse 1 of 2 worden voorgeschreven. Bij kinderen is de arts extra alert. Bij langdurige behandeling moeten patiënten regelmatig voor controle gezien worden. En ten slotte is het belangrijk dat de (ouders van de) patiënt goede voorlichting krijgt en duidelijke behandelinstructies.

In praktische zin kan gezegd worden dat het risico op lokale bijwerkingen heel klein is:
- bij een dagelijkse behandeling met klasse-3-dermatocorticosteroïden gedurende 2-3 weken;
- bij langdurig dagelijks gebruik van een klasse-1- of klasse-2-dermatocorticosteroïd (kinderen onder de 2 jaar: klasse 1);
- bij (langdurig) intermitterend gebruik (2-4 dagen achtereen per week) van preparaten van klasse 3.

Systemische bijwerkingen
Systemische bijwerkingen kunnen worden voorkomen door er op te letten dat de hoeveelheid van de aangebrachte hormoonzalf de maximum toegestane, *bij langdurig gebruik* als veilig beschouwde hoeveelheid niet overschrijdt. Die hoeveelheden zijn afhankelijk van de leeftijd van de patiënt en de sterkte van het hormoonpreparaat. De arts mag niet meer voorschrijven dan men veilig kan gebruiken en de patiënt controleert – aan de hand van het aantal gebruikte tubes en

de grootte daarvan – hoeveel zalf hij gebruikt heeft. De maxima die als veilig beschouwd worden, staan vermeld in tabel 5.3. Systemische bijwerkingen bij volwassenen zijn zeer zeldzaam, ook als er te veel gesmeerd wordt. Kinderen zijn gevoeliger voor systemische bijwerkingen vanwege hun relatief grote huidoppervlakte. In twijfelgevallen kan de huisarts de groeicurve controleren. Men moet er hierbij wel rekening mee houden dat ernstig constitutioneel eczeem op zich al kan resulteren in een groeiachterstand; intensieve behandeling met dermatocorticosteroïden zorgt er dan juist voor dat het kind weer kan gaan groeien!

Tabel 5.3 Maximaal toe te passen hoeveelheid dermatocorticosteroïden per week bij langdurig gebruik

Leeftijdsgroep	Klasse 1	Klasse 2	Klasse 3	Klasse 4
Kinderen < 2 jaar	30 gram	30 gram	30 gram, alleen kortdurend bij zeer ernstig eczeem	niet gebruiken
Kinderen > 2 jaar	60 gram	60 gram	50 gram	niet gebruiken
Volwassenen	geen beperking	100 gram	100 gram	50 gram

De hoeveelheid zalf die nodig is om het eczeem te behandelen, is afhankelijk van de uitgebreidheid daarvan. Een veelgebruikte manier om de hoeveelheid te berekenen en waarmee patiënten en ouders ook kunnen controleren of ze niet te dik of te dun smeren, maakt gebruik van de vingertop als maateenheid voor de zalf: 1 vingertop zalf = ongeveer 0,5 gram (tabel 5.4).

Tabel 5.4 Vingertop als maateenheid voor zalven
De hoeveelheden staan genoemd in aantal vingertopeenheden = VTE

Leeftijd	Hoofd/hals	Arm/hand	Been/voet	Romp/voorkant	Rug/dijen	Hele lichaam	Per week (gram)
3-12 mnd	1	1	1,5	1	1,5	8,5	30 gr
1-2 jaar	1,5	1,5	2	2	3	13,5	50 gr
3-5 jaar	1,5	2	3	3	3,5	18	65 gr
6-10 jaar	2	2,5	4,5	3,5	5	24,5	85 gr
Volwassene	2,5	4	8	7	7	40	140 gr

5.4.1.6 De 'wet-wrap'-methode

De wet-wrap-methode (letterlijk: nat omhulsel, omslagdoek) is een zeer effectieve behandeling voor volwassenen en kinderen vanaf 1 jaar met plotselinge uitbreiding van eczeem over het gehele lichaam (erytrodermie), patiënten bij wie het constitutioneel eczeem niet afdoende reageert op intensieve lokale behandeling of bij ondraaglijke jeuk. De wet-wrap-methode wordt slechts in een beperkt aantal centra gegeven. Het is een combinatie van verdunde dermatocorticosteroïden (fluticasonpropionaat of mometasonfuroaat 5-25% van de normale sterkte, afhankelijk van de leeftijd) op de hele huid en natgemaakte verbanden die het gehele lichaam bedekken, meestal in de vorm van een verbandpak. Daaroverheen komen droge verbanden en eventueel de eigen kleren.

De werkzaamheid berust op een afname van jeuk en ontsteking van de huid door het koelende effect van de natte verbanden, het dieper in de huid doordringen van de bijnierschorshormonen door het afgesloten en vochtige milieu onder de verbanden en de bescherming van de huid tegen beschadiging door krabben. Meestal worden de patiënten enkele dagen tot een week opgenomen in het ziekenhuis. Daar leren zij of hun ouders hoe ze de therapie zelf kunnen uitvoeren. Thuis wordt de behandeling – indien nodig – voortgezet, in het begin meestal vier dagen per week. De zalf wordt nu alleen nog op de resterende plekken aangebracht en het verband blijft minimaal twaalf uur zitten. De rest van de huid wordt met indifferente middelen ingesmeerd. De behandeling wordt bij voorkeur beperkt tot twee weken.

De kans op systemische bijwerkingen zou klein zijn, maar toch wordt geadviseerd om bij de kinderen een groeicurve bij te houden en eventueel bloedonderzoek te verrichten. Lokale bijwerkingen zijn vooral huidinfecties, die samenhangen met het vochtige milieu: folliculitis (ontsteking van de haarzakjes), impetigo (par. 3.2.1.1) en infectie met de bacterie *Pseudomonas aeruginosa*. Ook kunnen striae optreden (huidstriemen). Daarom wordt de methode liever niet toegepast in de puberteit, omdat kinderen dan extra gevoelig zijn voor het ontstaan van striae. Toepassing van 'wet wrap' is wel een voor de patiënt en verzorger belastende therapie. Uitgebreide voorlichting, instructie en begeleiding door een dermatologisch verpleegkundige is daarbij noodzakelijk.

5.4.2 Teerpreparaten

Teerpreparaten worden al heel lang gebruikt voor de behandeling van huidziekten, zoals psoriasis en (diverse vormen van) eczeem. Meestal gaat het om gezuiverde koolteer (pix lithanthracis) of een alcoholisch extract daarvan, solutio carbonis detergens. Teer vermindert de jeuk, remt de ontsteking in de huid, heeft antibacteriële eigenschappen en verdunt de (verdikte) opperhuid. Deze middelen worden in enkele gecertificeerde apotheken bereid volgens de voorschriften van het *Formularium der Nederlandse Apothekers* (daarom staat er FNA achter de naam) en zijn verkrijgbaar in verschillende zalven, crèmes, pasta's, lotions en gels. Het is ook bij de drogist of apotheek te koop als een shampoo onder de merknaam Denorex Rx.

Met de komst van de dermatocorticosteroïden (par. 5.4.1) en meer recent de calcineurineremmers (par. 5.4.3) is de behoefte aan teerpreparaten aanzienlijk verminderd. Bovendien is teer smerig (vlekken in de kleding en beddengoed, verkleuring van huid en haren), ruikt het onaangenaam voor de patiënt en zijn omgeving en heeft het – soms vervelende – bijwerkingen. Hoe effectief koolteer is, bijvoorbeeld in vergelijking met dermatocorticosteroïden, is nauwelijks bekend. Deze middelen worden (behalve het milde preparaat solutio carbonis detergens 10% in vaseline-lanettecrème) voorgeschreven door dermatologen en sommige huisartsen, meestal voor gelokaliseerd gelichenificeerd (met sterk verdikte huid) constitutioneel eczeem dat onvoldoende reageert op behandeling met hormoonzalven. Ook worden ze weleens gebruikt op de dagen dat in een pulsschema geen dermatocorticosteroïden worden gesmeerd (par. 5.4.1.2).

Bij behandeling met teerzalf wordt de huid meestal ingepakt met een zogenaamd buisverband. Maar ook dan is het gebruik van oude, donkere kleding of een oude pyjama in verband met de vlekken aan te raden. Op voorschrift van de arts zijn er ook speciale zijden of katoenen (onder)kleding, handschoenen en sokken verkrijgbaar bij de apotheek, ook voor kinderen.

5.4.2.1 *Bijwerkingen van teerpreparaten*
Behandeling met teerpreparaten kan de huid (pijnlijk) irriteren, vooral in de plooien en bij behandeling van actief eczeem, dat daardoor zelfs kan verergeren. Bij toepassing in behaarde gebieden en bij sterk behaarde patiënten veroorzaakt teer vaak ontstekingen van de haarzakjes (folliculitis), wat zichtbaar is als etterpuistjes (pustels) met een haar erin. Patiënten met constitutioneel eczeem zijn ook gevoelig voor het optreden van pijnlijke prikkelingen in de huid, die enkele minuten na het aanbrengen van het teerpreparaat

gevoeld worden, gedurende 5-10 minuten erger worden en in de loop van een halfuur weer verdwijnen. Er is daarbij aan de huid niets te zien.

Incidenteel wordt de patiënt allergisch voor teer (contactallergie; par. 3.2.3). De huid van patiënten die behandeld worden met steenkoolteerproducten wordt zeer gevoelig voor ultraviolet licht. Blootstelling aan zonlicht of de straling van de zonnebank kan dan een zogeheten fototoxische reactie veroorzaken, te vergelijken met zonnebrand. De hiervoor verantwoordelijke golflengtes van het licht gaan door glas heen, zodat men zelfs achter een raam, in de auto of in de kas kan verbranden. De met teer behandelde huid moet dan ook altijd tegen licht beschermd worden.

Koolteer kan bij langdurig beroepsmatig contact huidkanker veroorzaken (plaveiselcelcarcinomen), vooral bij mannen op de balzak. Het product bevat dan ook diverse kankerverwekkende stoffen, zoals de zogeheten polycyclische aromatische koolwaterstoffen, waarvan benzo[a]pyreen de bekendste is. Het gevaar op het ontstaan van huidkanker door de behandeling van huidziekten met steenkoolteerpreparaten wordt algemeen als (heel) gering ingeschat, maar enig risico bij langdurig gebruik is niet uit te sluiten. Het gebruik van koolteer tijdens een zwangerschap (in ieder geval in de eerste twaalf weken) en tijdens de periode van borstvoeding wordt afgeraden.

5.4.3 Calcineurineremmers: tacrolimus en pimecrolimus

5.4.3.1 Wat zijn calcineurineremmers?

De calcineurineremmers, ook wel topicale immunomodulatoren genoemd, beïnvloeden bepaalde immuunprocessen in de huid, waardoor ontstekingen onderdrukt worden. Er zijn twee calcineurineremmers beschikbaar voor de behandeling van constitutioneel eczeem, te weten tacrolimus (Protopic®) en pimecrolimus (Elidel®).

Tacrolimus is verkrijgbaar als zalf in twee concentraties: 0,1% (alleen voor volwassenen) en 0,03%. Dit middel is geregistreerd voor de behandeling van matig tot ernstig constitutioneel eczeem bij volwassenen en kinderen (vanaf 2 jaar), die niet afdoende reageren op conventionele behandelingen of deze niet verdragen (met dit laatste worden feitelijk de dermatocorticosteroïden bedoeld). Pimecrolimus is beschikbaar als crème in een concentratie van 1%. Het middel is geregistreerd voor de behandeling van mild tot matig ernstig constitutioneel eczeem bij volwassenen en kinderen vanaf 2 jaar, wanneer behandeling met lokale corticosteroïden niet mogelijk is of wordt afgeraden (bij bijwerkingen van of onvoldoende werkzaamheid van corticosteroïden of bij toepassing in het gezicht). Huisartsen zijn wat terughoudend met het voorschrijven van deze middelen, omdat ze nog relatief nieuw zijn en de mogelijke bijwerkingen op lange termijn nog niet bekend zijn (par. 5.4.3.3).

5.4.3.2 Hoe effectief zijn tacrolimus en pimecrolimus?

De werkzaamheid van tacrolimuszalf 0,1% op constitutioneel eczeem is vergelijkbaar met die van klasse-2-dermatocorticosteroïden en misschien iets sterker. Tacrolimuszalf 0,03% is minder werkzaam dan de 0,1% zalf; de effectiviteit van deze lagere concentratie zit tussen die van klassen 1 en 2 van de hormoonzalven in. Pimecrolimuscrème is qua werking vergelijkbaar met de zwakste van de dermatocorticosteroïden, hydrocorticonacetaat (klasse 1).

5.4.3.3 Bijwerkingen van tacrolimus en pimecrolimus

Tacrolimus en pimecrolimus hebben een vergelijkbaar bijwerkingenspectrum. Meer dan 10% van de patiënten ervaart jeuk en een branderig gevoel op de plaats van aanbrengen, vooral in het begin van de behandeling. Tussen de 1-10% ontwikkelt irritatie van de huid met roodheid, toegenomen gevoeligheid en warmtegevoel. Andere mogelijke bijwerkingen zijn folliculitis (puistjes, ontstekingen van de haarzakjes), prikkelingen in de huid en herpessimplexinfectie (koortsblaasjes). Wanneer de patiënt alcohol drinkt, kan de huid van het gezicht rood en branderig worden. Het gebruik van de calcineurineremmers geeft – in tegenstelling tot de hormoonzalven – geen aanleiding tot verdunning van de huid.

De ervaring met tacrolimus en pimecrolimus op lange termijn is beperkt. Het risico op zeldzame, maar ernstige bijwerkingen, waaronder bepaalde vormen van (huid)kanker, is vooralsnog onzeker. Daarvoor zijn overigens tot op heden geen overtuigende aanwijzingen gevonden.

5.4.3.4 Wanneer worden deze middelen gebruikt?

Tacrolimus en pimecrolimus worden – tot op heden – nooit als eerste middel voorgeschreven. De behandeling van constitutioneel eczeem begint altijd met indifferente crèmes en zo nodig dermatocorticosteroïden. Ze komen wel in aanmerking voor patiënten bij wie de hormoonzalven onvoldoende hebben geholpen (waarbij het onzeker is of deze middelen dan wel effectief zullen zijn) of bijwerkingen hebben veroorzaakt. Ook kunnen ze nuttig zijn bij patiënten die afhankelijk zijn van het *dagelijkse* gebruik van corticosteroïden, vooral op plaatsen die gevoelig zijn voor bijwerkingen, zoals het gezicht en plooien. Vooral bij deze patiënten worden de hormoonzalven soms gecombineerd met de calcineurineremmers (bijvoorbeeld één week hormoonzalven, één week tacrolimus of pimecrolimus, of vier dagen per week de corticosteroïden en drie dagen de calcineurineremmer). De middelen mogen alleen worden toegepast bij volwassenen en kinderen vanaf 2 jaar en moeten niet langer worden gebruikt dan strikt noodzakelijk. Zonlicht moet zo veel mogelijk worden vermeden en de huid van het gezicht wordt beschermd met een zonnebrandmiddel. Tacrolimus is effectiever dan pimecrolimus en heeft hetzelfde bijwerkingenspectrum. Daarom gaat de voorkeur uit naar tacrolimuszalf (0,03% voor kinderen en 0,1% voor volwassenen).

Het is te verwachten dat calcineurineremmers in de toekomst – wanneer de veiligheid met betrekking tot (huid)kanker is komen vast te staan – een steeds grotere rol gaan spelen in de behandeling van constitutioneel eczeem. Ze hebben namelijk ten opzichte van de dermatocorticosteroïden als voordelen dat ze geen verdunning van de huid veroorzaken (en dus veilig gebruikt kunnen worden in het gezicht en de plooien), dat ze effectief blijven bij langdurig gebruik en dat er na staken geen 'reboundfenomeen' optreedt, een plotselinge verergering van het eczeem.

5.4.4 Antibacteriële middelen

Geen tekenen van secundaire bacteriële infectie
Bij nagenoeg alle patiënten met constitutioneel eczeem kunnen bacteriën op de huid worden aangetoond, vooral *Staphylococcus aureus*, ook als er geen klinische tekenen van infectie zijn (par. 3.2.1.1). Deze bacteriën kunnen, onder meer door de productie van superantigenen, het eczeem activeren. Men zou dus verwachten dat behandeling met antibiotica (zalf of tabletten) of ontsmettende middelen (antiseptische middelen) het eczeem zal verbeteren. Dat is evenwel niet goed aangetoond. Het aantal bacteriën op de huid vermindert weliswaar, maar komt ook snel weer terug. Het behandelen met een combinatiepreparaat van een corticosteroïd en een antibacterieel middel blijkt niet beter te werken dan het dermatocorticosteroïd alleen. Langdurig gebruik van antibiotica op de huid heeft bovendien het gevaar dat de bacteriën er ongevoelig (resistent) voor worden.

Er is één mogelijke uitzondering: polyvinylpyrrolidon-jodiumcomplex, beter bekend als povidon-jodium of onder zijn merknaam Betadine®. Dit kan bij patiënten die regelmatig een infectie van de huid hebben, het eczeem wat verbeteren bij langdurig gebruik. Een mogelijke bijwerking ervan, vooral bij jonge kinderen, is onderdrukking van de schildklierfunctie. Deze behandeling wordt daarom meestal niet aan kinderen gegeven.

Tekenen van secundaire bacteriële infectie: impetiginisatie
Bij tekenen van secundaire bacteriële infectie (impetiginisatie, par. 3.2.1.1) wordt wél antibacterieel behandeld. Bij beperkte uitbreiding komen daarvoor fusidinezuurcrème of -zalf (Fucidin®), mupirocinezalf (Bactroban®) of retapamulinezalf (Altargo®) in aanmerking. Bij uitgebreide infecties wordt behandeld met tabletten of drankjes. Als eerste keus bij volwassenen en kinderen vanaf 12 jaar geldt flucloxacilline (Floxapen®). Bij allergie voor penicillines (flucloxacilline is een penicillinederivaat) wordt azitromycine (Zithromax®) of claritromycine (Klacid®) gegeven. Kinderen van 2-12 jaar krijgen azitromycine of flucloxacilline, kinderen jonger dan 2 jaar azitromycine.

5.4.5 Bufexamac
Bufexamac is een geneesmiddel met een pijnstillende en koorts- en ontstekingsremmende werking. Voor gebruik op de huid is zonder recept het merkpreparaat Parfenac® verkrijgbaar. Er is geen goed onderzoek waaruit blijkt dat dit middel effectief is in de behandeling van constitutioneel eczeem. Het is waarschijnlijk weinig werkzaam, geeft regelmatig – soms forse – irritatiereacties van de huid en veroorzaakt niet zelden contactallergie. Bufexamac heeft dus bij de behandeling van constitutioneel eczeem geen rol van betekenis en het gebruik ervan wordt afgeraden.

5.5 Systemische behandeling

5.5.1 Antihistaminica
Antihistaminica zijn geneesmiddelen die het effect van histamine tegengaan. Histamine speelt een belangrijke rol bij allergische processen, zoals voedselallergie (par. 1.6.1), netelroos (par. 1.6.2) en anafylaxie (par. 1.6.4), maar niet bij constitutioneel eczeem. De antihistaminica hebben daarop dan ook geen gunstig effect. Van sommige antihistaminica, zoals hydroxyzine (Atarax®), dimetindeen (Fenistil®), alimemazine (Nedeltran®) en promethazine wordt men wat suffig, slaperig. Daarom worden deze middelen vaak 's avonds gegeven tegen de jeuk, om beter te kunnen slapen. Wel is er grote terughoudendheid om ze voor kinderen jonger dan 1 jaar voor te schrijven, omdat de verdenking bestaat dat ze het risico op wiegendood verhogen.

5.5.2 Antibiotica
Antibiotica in de vorm van tabletten of drankjes worden gegeven wanneer er tekenen zijn van secundaire bacteriële infectie (impetiginisatie; par. 3.2.1.1). De eerste keus is meestal flucloxacilline (Floxapen®), een van de penicillines. Bij overgevoeligheid voor penicillines of wanneer flucloxacilline niet verdragen wordt of onvoldoende effectief is, wordt azitromycine (Zithromax®) of claritromycine (Klacid®) voorgeschreven.

5.5.3 Immunosuppressieve middelen
Immunosuppressieve middelen verbeteren constitutioneel eczeem doordat ze bepaalde immunologische processen beïnvloeden en de ontsteking in de huid (het eczeem) onderdrukken. Tot deze categorie geneesmiddelen behoren de corticosteroïden, ciclosporine, azathioprine en mycofenolaatmofetil. Ze worden eigenlijk alleen door

dermatologen voorgeschreven. Alle zijn effectieve behandelingen, maar ze kunnen ernstige bijwerkingen veroorzaken. Daarom worden de immunosuppressiva alleen voorgeschreven voor patiënten met zeer ernstig constitutioneel eczeem, dat niet reageert op intensieve lokale therapie en eventueel lichttherapie. Voor deze patiënten is ciclosporine het middel van eerste keus. Voor diegenen die niet goed reageren op ciclosporine, bij wie contra-indicaties bestaan of bij wie bijwerkingen het gebruik ervan beperken, zijn azathioprine (tweede keus) en mycofenolaatmofetil (derde keus) een goed alternatief. Corticosteroïden als tabletten worden alleen kortdurend gebruikt als crisismanagement bij zeer heftig eczeem.

5.5.3.1 Corticosteroïden

Niet alleen zijn corticosteroïden bij toepassing op de huid effectief in de behandeling van constitutioneel eczeem, dat is ook het geval bij toediening als tabletten. Daarom worden prednisontabletten incidenteel voorgeschreven bij een plotselinge en ernstige verergering van het eczeem. De kuur is altijd kort (1-2 weken) en de dosering wordt snel afgebouwd, omdat prednison bij langer durend gebruik altijd aanleiding zal geven tot – soms ernstige – bijwerkingen. Helaas treedt er na het stoppen van de prednison niet zelden een zogeheten reboundfenomeen op: het eczeem wordt snel weer actiever en nog erger dan het van tevoren was!

5.5.3.2 Ciclosporine

Ciclosporine (Neoral®, Sandimmune®) is een zeer effectief middel voor de behandeling van constitutioneel eczeem dat zowel bij volwassenen als bij kinderen vanaf 2 jaar gegeven kan worden. Vanwege de mogelijke bijwerkingen wordt het alleen toegepast door de dermatoloog bij patiënten met zeer ernstig constitutioneel eczeem, dat onvoldoende reageert op intensieve lokale therapie of lichttherapie (par. 5.6). Het kortdurend gebruik van ciclosporine (6-8 weken) geeft weinig problemen met bijwerkingen, die bovendien meestal verdwijnen bij het verlagen van de dosering of het staken van de therapie. De meest voorkomende bijwerkingen zijn hoge bloeddruk (hypertensie) en nierbeschadiging. De hypertensie ontstaat geleidelijk en is over het algemeen niet ernstig. Doordat ciclosporine de immuniteit onderdrukt, is de patiënt gevoeliger dan normaal voor infecties. Bij langdurige behandeling is er een verhoogde kans op het ontstaan van (huid)kanker. Daarom is men terughoudend om ciclosporine te geven aan patiënten die al langdurig lichttherapie hebben gehad en bij mensen met een sterk door de zon beschadigde huid.

Behandelperiodes van 6-12 weken als crisisinterventie zijn gebruikelijk; er worden vaak spectaculaire verbeteringen van zowel het eczeem als de jeuk gezien en de kwaliteit van leven van de patiënten stijgt sterk. Tijdens de behandeling wordt de lokale therapie gecontinueerd. Dermatologen zijn terughoudender met langere kuren, vooral vanwege de kans op huidkanker. Na het staken van de ciclosporine zal het eczeem meestal geleidelijk weer terugkomen. Tijdens de kuur wordt de patiënt regelmatig gecontroleerd, wordt de bloeddruk gemeten en bloedonderzoek verricht.

5.5.3.3 Azathioprine

Met azathioprine (Imuran®) is veel ervaring in de transplantatiegeneeskunde, waar het gegeven wordt om afstoting van het getransplanteerde orgaan te voorkomen. Er zijn veel minder gegevens over de effecten van azathioprine op ernstig constitutioneel eczeem, maar het lijkt daarop goed te werken. Als bijwerking kan onderdrukking van het beenmerg optreden, waardoor een tekort aan witte bloedcellen (leukopenie, gevaar voor infecties) en rode bloedcellen (bloedarmoede) kan ontstaan. De gevoeligheid hiervoor is erfelijk bepaald. De kuur begint dan ook met een lage dosis. Indien het bloedonderzoek na twee weken normaal is (geen onderdrukking van het beenmerg), wordt de dosering opgehoogd. Ook kan de hoeveelheid thiopurine methyltransferase (TPMT) in het bloed bepaald worden, waarmee ingeschat kan worden hoeveel kans de patiënt op beenmergonderdrukking heeft.

Algemeen wordt aangenomen dat langdurig gebruik van azathioprine de kans op lymfomen (klierkanker) en andere kwaadaardige tumoren vergroot. Deze stelling is echter gebaseerd op ervaringen bij transplantaties, waar dit middel in hogere doseringen, gedurende langere periodes en in combinatie met andere krachtige immunosuppressiva gebruikt wordt. Bij behandeling van constitutioneel eczeem is dit gevaar waarschijnlijk niet aanwezig of in ieder geval veel kleiner. Dit middel is overigens niet geregistreerd voor behandeling van constitutioneel eczeem.

5.5.3.4 Mycofenolaatmofetil

Mycofenolaatmofetil (CellCept®) wordt in Nederland gebruikt voor preventie van acute orgaanafstoting na nier-, lever- en harttransplantatie. Het middel is niet geregistreerd voor de behandeling van constitutioneel eczeem. Het is een effectief medicament voor de behandeling van constitutioneel eczeem. De meest voorkomende bijwerkingen (bij meer dan 10% van de patiënten) zijn maagdarmklachten (misselijkheid, braken, diarree, buikpijn) en bloedafwijkingen door onderdrukking van het beenmerg (bloedarmoede, te weinig witte bloedcellen, te weinig bloedplaatjes). Daarnaast is er een verhoogde gevoeligheid voor infecties, waaronder infecties met het herpessimplexvirus en schimmelinfecties van de huid en slijmvliezen door bijvoorbeeld *Candida albicans*. Tijdens de behandeling wordt het bloed regelmatig gecontroleerd op tekenen van beenmergonderdrukking (eerst wekelijks, later elke maand).

Mycofenolaatmofetil wordt alleen gebruikt bij zeer ernstige vormen van constitutioneel eczeem bij volwassenen, vooral wanneer ze eerder onvoldoende op ciclosporine hebben gereageerd (par. 5.5.3.2).

5.6 Lichttherapie

Lichttherapie met ultraviolette stralen (UV) wordt al sinds meer dan dertig jaar toegepast voor constitutioneel eczeem. Het concept berust op het ervaringsfeit dat patiënten met eczeem vaak baat hebben bij blootstelling van hun huid aan zonlicht. Deze behandeling wordt zowel bij acute verergeringen alsook voor chronisch eczeem gebruikt.

Het spectrum van ultraviolet licht voor therapeutisch gebruik wordt ingedeeld in UVA (golflengtes van 320-400 nanometer, dit is ook de straling van de zonnebank) en UVB (golflengtes van 280-320 nanometer). UVA *alleen* is niet effectief (men wordt er alleen wat bruiner van) en wordt daarom gecombineerd met UVB of met een medicament dat methoxsaleen (Geroxalen®) heet, waardoor de behandeling wel werkzaam wordt. Deze combinatie heet fotochemotherapie ofwel PUVA. Bij de orale fotochemotherapie wordt methoxsaleen als capsules ingenomen, bij de *lokale* fotochemotherapie wordt het op de huid aangebracht. Dat kan door een emulsie met methoxsaleen te gebruiken, maar het kan ook in de huid worden gebracht door een bad te nemen in badwater waaraan het geneesmiddel is toegevoegd: bad-PUVA. Orale fotochemotherapie wordt nog slechts zelden toegepast, omdat bekend is dat het langdurige gebruik daarvan de kans op huidkanker vergroot; bij bad-PUVA is het risico waarschijnlijk veel kleiner.

In de laatste jaren zijn apparaten beschikbaar gekomen die slechts een beperkt deel van het ultraviolette spectrum afgeven:

smalspectrum UVB (311 nanometer) en langgolvig ultraviolet A (340-400 nanometer, ook bekend als UVA-1).

Er is weinig onderzoek gedaan naar de effectiviteit van de verschillende lichttherapiemodaliteiten. De behandeling wordt alleen toegepast bij volwassenen en kinderen ouder dan 12 jaar. Bij jongere kinderen is men namelijk bezorgd dat bestraling op jeugdige leeftijd de kans op huidkanker later in het leven zal doen toenemen. Voor de behandeling van acuut eczeem komt UVA-1 het meest in aanmerking, terwijl chronisch gelichenificeerd (verdikt) constitutioneel eczeem beter reageert op smalspectrum UVB. Als deze onvoldoende effectief zijn, kan bad-PUVA geprobeerd worden. Mogelijke bijwerkingen van lichttherapie zijn verbranding en – op zeer lange termijn – veroudering van de huid en toegenomen kans op huidkanker. Wat dat laatste betreft lijken UVA-1 en smalspectrum UVB relatief veilig. De meeste patiënten reageren goed op fototherapie, maar bij enkelen wordt het er juist erger door. In het geval van UVA-1 kan de warmte die door de lampen wordt afgegeven via zweten daaraan bijdragen.

Lichttherapie wordt toegepast onder verantwoordelijkheid van een dermatoloog en komt in aanmerking bij patiënten bij wie intensieve lokale behandeling onvoldoende effect heeft. Een nadeel van lichttherapie is dat de patiënten 3-5 keer per week gedurende 6-12 weken naar het ziekenhuis moeten komen, dat de behandeling geen invloed heeft op eczeem op het behaarde hoofd en in de plooien en dat de diverse vormen van lichttherapie lang niet in alle ziekenhuizen voorhanden zijn.

5.7 Dagbehandeling

Wanneer poliklinische therapie onvoldoende effect sorteert, bestaat in sommige ziekenhuizen de mogelijkheid voor dagbehandeling. De patiënten zijn dan 3-5 dagen per week gedurende een aantal uren in het dagbehandelcentrum aanwezig. De behandelingen die hier gegeven worden, zijn vooral baden, zalfbehandeling en lichttherapie. De gemoedelijke en huiselijke sfeer wordt als zeer prettig ervaren. Vaak is het mogelijk om televisie te kijken en te internetten. Indien gewenst kan men contacten leggen met medepatiënten, met wie (goede en slechte) ervaringen gedeeld kunnen worden. Er is altijd gespecialiseerd personeel aanwezig, bij wie de patiënt met al zijn vragen terecht kan. Door deze constructie is het mogelijk om (ouders van) patiënten optimaal te voorzien van informatie en ze te instrueren. Periodiek zal de dermatoloog zelf aanwezig zijn en indien nodig kan de verpleegkundige snel contact met de specialist opnemen. Ook is begeleiding door een psycholoog vaak mogelijk.

5.8 Opname in het ziekenhuis

Opname in het ziekenhuis gebeurt niet zo heel vaak. De thuissituatie kan daarbij een rol spelen, bijvoorbeeld wanneer ernstig constitutioneel eczeem de slaap van zowel het kind als de ouders langdurig verstoort. Meestal kan een van de ouders dan ook 's nachts in het ziekenhuis blijven slapen. Het voordeel van opname is dat prikkels in de thuissituatie, die het eczeem kunnen verergeren, vermeden worden. Nadeel is dat na ontslag uit het ziekenhuis veelal weer snel een verergering optreedt. De wet-wrap-behandeling wordt vaak eerst tijdens een ziekenhuisopname toegepast. Volwassenen kunnen ook opgenomen worden, bijvoorbeeld wanneer het eczeem poliklinisch noch in dagbehandeling goed te behandelen is. Langdurige aanwezigheid van een heftige jeuk kan een mens zodanig lichamelijk en geestelijk uitputten dat ziekenhuisopname wenselijk is. Vaak zal – indien de patiënt dit wenst – de psycholoog gevraagd worden om hem of haar te begeleiden.

5.9 Samenvatting

Omdat constitutioneel eczeem een chronisch terugkerende huidaandoening is, zal de patiënt er in elke leeftijdsfase mee geconfronteerd worden. Hier zijn vele zorgverleners bij betrokken. Voor het welslagen van de behandeling is medewerking van de patiënt of ouders van het kind met constitutioneel eczeem onontbeerlijk. Het is van belang om triggers die eczeem uitlokken of het eczeem verergeren zo mogelijk te vermijden. Daarom is in dit hoofdstuk uitgebreid stilgestaan bij leefadviezen. Als hoeksteen van de (niet-medicamenteuze) behandeling geldt steeds weer het vet houden van de huid om de huidbarrière zo veel mogelijk intact te houden.

Wanneer indifferente therapie en aanvullende algemene maatregelen onvoldoende effect sorteren bij de patiënt met constitutioneel eczeem, wordt gekozen voor lokale medicamenteuze therapie en wel met hormoonzalven, dermatocorticosteroïden. Deze zijn er in vele sterkten en toedieningsvormen. De keuze wordt bepaald op basis van de leeftijd van de patiënt en het aspect, de ernst, uitgebreidheid en de lokalisatie van het eczeem. Eerst wordt gedurende 1-3 weken dagelijks behandeld, daarna – zo nodig – met een intermitterend schema: 2-4 achtereenvolgende dagen per week. Bij verreweg de meeste patiënten kan het eczeem hiermee, ook op langere termijn,

afdoende onderdrukt worden zonder dat bijwerkingen optreden. Als deze behandeling toch onvoldoende effectief is of de patiënt dagelijks moet smeren (hetgeen in bijwerkingen zou kunnen resulteren), komen voor volwassenen en kinderen vanaf 2 jaar de calcineurineremmers tacrolimus en pimecrolimus in beeld. Deze worden vaak afgewisseld met de hormoonzalven en zijn zeer geschikt voor toepassing in de plooien en het gezicht.
Teerpreparaten hebben tegenwoordig een beperkt toepassingsgebied. Eventuele infecties met bacteriën worden behandeld met antibiotica, lokaal of als tabletten, afhankelijk van de uitbreiding en ernst.
Als het eczeem therapieresistent is, dat wil zeggen onvoldoende reageert op intensieve lokale therapie, komen lichttherapie met ultraviolette stralen (kortgolvig UVB of UVA-1) in aanmerking vanaf de leeftijd van 12 jaar. Systemische therapie bestaat uit toediening van medicijnen als tabletten of capsules. Antihistaminica die de patiënt suffig maken (sederen), kunnen nuttig zijn bij slecht slapen door de jeuk. Onder de leeftijd van 1 jaar is men daarmee terughoudend vanwege een mogelijke relatie met wiegendood. Zeer ernstig constitutioneel eczeem kan door de dermatoloog goed behandeld worden met immunosuppressiva, dat zijn medicijnen die de immuniteit en ontsteking van de huid onderdrukken: ciclosporine (eerste keus), azathioprine, mycofenolaatmofetil of (kortdurend) prednison. Sommige patiënten hebben baat bij begeleiding in een dagbehandelcentrum of worden opgenomen in het ziekenhuis, bijvoorbeeld voor de wet-wrap-behandeling met dermatocorticosteroïden.

HOOFDSTUK 6
Hoe kan ik / mijn kind ermee leven?

Drs. Pauline Dirven-Meijer

Leven met constitutioneel eczeem betekent leren omgaan met een huidaandoening die niet zomaar geneest met medicijnen. Dat vraagt veel van de patiënt en direct betrokkenen. De behandeling vergt tijd en aandacht. Door meer te weten te komen over de telkens terugkerende lichamelijke klachten lukt het ouders van kinderen met constitutioneel eczeem en de meeste oudere patiënten om goed met eczeem om te gaan. Hulpverleners in de gezondheidszorg kunnen helpen door middel van juiste voorlichting en begeleiding.

6.1 Educatie

Educatie betekent letterlijk opvoeding. Kennis hebben van constitutioneel eczeem en welke factoren de aandoening verslechteren of verbeteren, is van belang om er beter mee om te gaan. Dit vergroot het dagelijkse leefplezier. De behandeling van eczeem vraagt veel van de patiënt en omgeving, en wordt nogal eens gecompliceerd door onvoorspelbare exacerbaties van de aandoening. Hierbij kunnen onjuiste informatie uit de omgeving of angst voor corticosteroïden

voor veel onrust zorgen. Het is daarom van groot belang dat patiënten zelf of ouders van kinderen met constitutioneel eczeem niet klakkeloos adviezen op websites opvolgen, maar goede voorlichting en begeleiding zoeken bij professionals in de gezondheidszorg.
Educatie kan op verschillende plekken gegeven worden. Dit kan bijvoorbeeld op het consultatiebureau, bij de huisarts of in het ziekenhuis bij de dermatoloog. Educatie is geen eenmalige gebeurtenis, maar een continu proces. Dit geldt met name voor het consultatiebureau, waar het kind veelvuldig wordt gezien. Het is niet altijd de eigen moeder die met haar kind op controle komt. Ook een andere begeleider kan meekomen met het eczeemkindje en ook die moet de juiste informatie krijgen. Een meegenomen groeiboekje, met informatie over de ontwikkeling van het kind, kan helpen om vragen die er zijn, te beantwoorden. Daarmee wordt een vorm van continuïteit gewaarborgd.
Bij de huisarts of bij de specialist wordt naast uitleg over het ziektebeeld ook vaak een controle afgesproken om na te gaan of de therapie is aangeslagen en de gegeven voorlichting voldoende is. De artsen weten eventueel ook te verwijzen naar een website, die wel de juiste informatie verschaft.
Uit interviews met oudere eczeempatiënten kwam naar voren dat men zich geholpen voelde door gesprekken met lotgenoten. Patiënten voelen zich dan minder alleen met hun specifieke problemen of dingen waar zij tegenaan lopen. De Vereniging voor Mensen met Constitutioneel Eczeem (VMCE) is een patiëntenorganisatie die al jarenlang bekendstaat als een organisatie met ervaringsdeskundigen. Contact met lotgenoten kan van daaruit geregeld worden om patiënten of ouders verdere ondersteuning te bieden.

6.2 Wat moet ik doen of veranderen in privé- en werksfeer om zo goed mogelijk te functioneren?

Constitutioneel eczeem is een jeukende huidaandoening die blijft terugkomen. Het maakt verschil of het hierbij gaat om ouders van een kind met eczeem of de patiënt zelf die hier dagelijks hinder van ondervindt. Daarom maken we in dit hoofdstuk een onderscheid tussen deze twee groepen.

6.2.1 Ouders van kinderen met constitutioneel eczeem

Langdurige jeuk kan veel stress en onrust veroorzaken. In de zuigelingenfase is er sprake van een verstoorde nachtrust door de jeuk. Het kind wordt wakker en gaat huilen. Ouders krijgen derhalve een slaaptekort. Er zijn steeds meer aanwijzingen dat een chronische ontsteking van grote huidoppervlakken ongunstig is voor de lichamelijke ontwikkeling van het kind.

Het is van groot belang om het eczeem bij kinderen snel te herkennen en goed te behandelen. Dit is beter voor een goede kwaliteit van leven, niet alleen voor het jonge kind, maar ook voor de ouders, die overdag weer voldoende moeten kunnen functioneren. Kortom, het is raadzaam om deze klachten (bij de eerste controle) kenbaar te maken bij het consultatiebureau of om hiermee naar de huisarts te gaan. Als de diagnose constitutioneel eczeem is gesteld, kunnen leefadviezen worden gegeven en kan een behandelplan worden opgesteld om het eczeem te verbeteren.

Toepasselijk in dit kader is het verhaal van de moeder van Merel, een meisje van 3 jaar.

> 'Het slapen was een ramp: Merel werd steeds wakker van de jeuk, haar huid voelde heel erg warm aan en vertoonde zweetplekjes. Zij sliep in een slaapzak. Dit hebben wij veranderd in het slapen in een nachthemd en dat voorkwam dat

zij het veel te warm kreeg. Overdag kon Merel heel prikkelbaar zijn. Ik dacht niet meteen aan de jeuk als oorzaak daarvan. Opeens zag ik haar volop krabben in de zandbak. Na het starten met vette zalven en later hormoonzalven, waardoor de jeuk en het krabben verminderden, zag je een totaal andere Merel: zij was veel vrolijker geworden.'

Dit verhaal illustreert dat een kind zich door de jeuk niet comfortabel voelt. Dankzij een paar veranderingen knapte het meisje zienderogen op.
Als een kind minder last heeft van jeuk in de nacht en de slaap van de ouders niet verstoort, dan werkt dat positief door naar de volgende dag. Het concentratievermogen van de ouders is dan weer voldoende om hun werkzaamheden goed te doen. Dit geldt ook voor de moeder, die bij onvoldoende nachtrust vaak eerder besluit om te stoppen met werken (par. 4.3).

6.2.2 Patiënten met constitutioneel eczeem
Voor de patiënt zelf is jeuk over het algemeen de meest storende factor in het dagelijks functioneren. Ook andere lichamelijke klachten die vaker voorkomen bij patiënten met constitutioneel eczeem kunnen zeer hinderlijk zijn, zoals een zeer droge, gerimpelde huid, al te voelen als iemand een ander de hand geeft. Een bleke gelaatskleur, bruine huidverkleuring onder de ogen kunnen soms opvallend aanwezig zijn. Meer transpireren, door bijvoorbeeld te sporten, geeft extra jeukklachten. De impact hiervan wordt niet altijd voldoende onderkend.
Behalve lichamelijke klachten kunnen er zich allerlei geestelijke en sociale klachten voordoen, zoals gepest worden, boosheid en gebrek aan zelfvertrouwen, depressiviteit en relatieproblemen. Een eczeempatiënt doet er verstandig aan om er niet te lang mee te wachten om de klachten kenbaar te maken. Het advies luidt om

naar de huisarts te gaan, die zo nodig kan verwijzen naar een psycholoog of maatschappelijk werker.

Het werkt positief als mensen steun krijgen vanuit hun omgeving bij het accepteren van en leren omgaan met hun chronische en telkens terugkerende huidaandoening.

Ter illustratie het volgende verhaal over Adriaan.

> Adriaan, pas 17 jaar geworden, werkt elke vrijdagavond als afwashulp in een gezellig eetcafé. Dat doet hij al vanaf zijn 14de, omdat hij wilde sparen voor een scooter. Het is hard werken en zijn handen zijn voortdurend met water in contact. Het geld is welkom, want benzine is duur.
>
> Adriaan meldt zich bij de huisarts: een puber met de geur van deodorant. Zijn beide handen zijn heel erg droog, velletjes, jeuk. De huisarts kent hem nog van vroeger, toen Adriaan als kind last had van eczeem in de elleboogsholtes en altijd maar moest krabben. Nu vraagt de jongen om hulp bij zijn geïrriteerde handen. Hij wil echter geen handschoenen gebruiken, want dat staat niet. Evenmin wil hij zijn bijbaantje opgeven. Nu, kort voor de toetsweek op school, lijken de jeuk en de irritatie van de droge handen overigens wel veel erger.

Adriaan heeft al een aanleg voor allergie en de omstandigheden zijn niet bevorderlijk voor zijn huid. In dit geval is een korte uitleg mogelijk en kan de huisarts hem zelf voldoende hulp bieden middels medicamenteuze therapie. Doorverwijzen is in dit geval niet nodig. Lastiger is dat in het geval van Caroline.

> Caroline, 25 jaar oud, heeft last van eczemateuze plekken in haar gelaat. Sinds enkele weken is de jeuk zomaar enorm toegenomen. Haar ouders wonen in Zuid-Afrika en zijn niet blij met haar nieuwe vriend, die uit Roemenië komt. Caroline woont tijdelijk bij haar oma in Nederland, met wie ze niet zo veel contact heeft. Zij laat de huisarts een oude tube met zalf zien, ooit voorgeschreven in Frankrijk, toen ze daar met vakantie was. Ze heeft de zalf toch

maar weer gebruikt, maar het heeft haar ook nu niet geholpen. Zij schaamt zich voor haar vriend, die haar wijst op de plekken in haar gezicht. Zij vraagt aan de huisarts een middel dat haar voorgoed moet afhelpen van deze klacht...

Als eczeem verergert door sociale omstandigheden, bijvoorbeeld in de huiselijke kring, dan kan een maatschappelijk werker in de buurt geraadpleegd worden. Dit kan ook zonder doorverwijzing van een huisarts. Niettemin is het wel belangrijk om een huisarts te raadplegen. Die kan immers, zoals in het geval van Caroline, de juiste uitleg geven en iets voorschrijven. Het is van groot belang om alle zelf geprobeerde zalfjes en crèmes aan de arts te laten zien, dus mee te nemen naar het spreekuur.

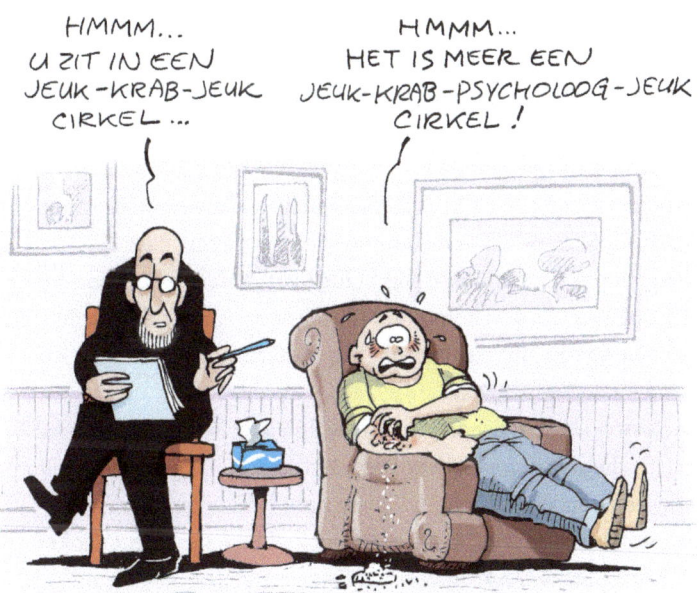

6.3 Hulpverleners

Er is sprake van een toenemende aandacht voor psychosociale problematiek bij patiënten met chronische huidaandoeningen, zoals constitutioneel eczeem. In de literatuur wordt aangegeven dat de manier waarop behandeling aan de eczeempatiënten wordt aangeboden de laatste tijd fors is veranderd, vooral in academische ziekenhuizen. Goede voorlichting en intensieve begeleiding blijken erg belangrijk.

Interviews met patiënten laten zien dat onduidelijkheid over de huidaandoening veel onrust teweegbrengt. Het is niet verstandig om willekeurige websites te raadplegen. Vanzelfsprekend kan een goede website, bijgehouden vanuit een (academisch) ziekenhuis, een patiënt verder helpen, nadat die daar eenmaal is gezien.

6.3.1 De psycholoog

Naast aandacht voor een goede gestructureerde voorlichting is er ook meer aandacht voor het nut van een doorverwijzing naar een dermatologisch gespecialiseerde psycholoog. Vooral klachten van schaamte, ernstige jeuk-krabproblematiek, sociale vermijding of lage therapietrouw zijn redenen voor doorverwijzing naar dermatologisch geschoolde psychologen en andere psychosociale hulpverleners. De psycholoog zal bijvoorbeeld aandacht besteden aan de hevige en langdurige jeuk. Een huisarts of dermatoloog kan de patiënt doorverwijzen.

In de psychologie redeneert men als volgt: jeuk is een onplezierige sensatie die aanzet tot de behoefte om te krabben. Op korte termijn werkt krabben jeukverlichtend, maar door het vrijkomen van jeukmediatoren neemt jeuk en daarmee het krabben weer toe. Ook het genezingsproces van krabwonden gaat weer gepaard met jeuk.

Zo kunnen jeuk en krabben zich in een vicieuze jeuk-krab-jeuk-cirkel steeds blijven herhalen (fig. 6.1). Krabben kan dan een gewoonte gaan worden; mensen krabben dan ook als ze geen jeuk hebben, maar bijvoorbeeld als reactie op spanning. Als krabben wordt uitgelokt door stress- of spanningsgerelateerde factoren, is er naast de jeuk-krab-jeuk-cirkel ook sprake van een jeuk-stress-jeuk-cirkel (fig.6.1).

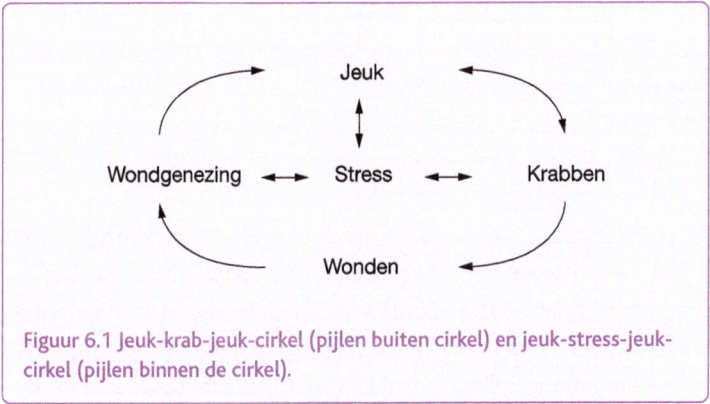

Figuur 6.1 Jeuk-krab-jeuk-cirkel (pijlen buiten cirkel) en jeuk-stress-jeuk-cirkel (pijlen binnen de cirkel).

Deze jeuk-stress-jeuk-cirkel ontstaat dikwijls doordat jeuk en krabben extra spanning en stress met zich meebrengen. Op hun beurt zullen stress en spanningen de jeuk en het krabben weer verergeren. Zo leidt psychische stress door een hoge werkbelasting of negatieve emoties tot een verhoogde spierspanning, neemt de doorbloeding van de huid toe en wordt transpireren erger, waardoor ook de jeuk weer kan toenemen.

De psycholoog kan hulp bieden door de behandeling primair te richten op de wijze waarop de patiënt omgaat met stress in het dagelijks leven. Er wordt gebruikgemaakt van specifieke zogeheten cognitief-gedragstherapeutische technieken. Ook worden ontspanningstherapieën ingezet. Daarnaast wordt gewerkt aan het verhogen van de zelfredzaamheid in het omgaan met de huidaandoening. Als er sprake is van veelvuldig krabben, zijn de interventies gericht op bewustwording van krabgewoontes en methodes voor krabbeheersing (habit reversal).

Er zijn verschillende vragenlijsten ontwikkeld om jeuk en jeukbeïnvloedende factoren in kaart te brengen, zoals de IHDL (Invloed van Huidaandoeningen voor het Dagelijks Leven). Deze vragenlijst is ontwikkeld en gevalideerd aan de Radboud Universiteit in Nijmegen. Ook wordt gebruikgemaakt van de DLQI, de Dermatological Life Quality Index, een eendimensionale, huidgerelateerde kwaliteit-van-levenvragenlijst met tien items.

Voor ouders van kinderen met constitutioneel eczeem kan het zinvol zijn om een psycholoog te bezoeken om te leren omgaan met het kind dat veel aandacht vraagt. In verschillende (vooral academische) ziekenhuizen wordt steeds meer aandacht besteed aan de omgeving door een multidisciplinaire aanpak voor ouders met kinderen in de vorm van groepstherapie.

6.3.2 Huidtherapeut

Huidtherapeuten zijn paramedici en kunnen helpen bij de behandeling van huidproblemen. De huidtherapeut kan adviezen geven om de huid op de juiste manier te verzorgen, om zo de klachten te beperken. Ook kan in bepaalde gevallen de huid gecamoufleerd worden, zodat de eczeemplekken minder in het oog vallen. Afhankelijk van de verzekeraar wordt de huidtherapeut wel of niet vergoed. Sinds kort kan de patiënt zich zonder tussenkomst van een arts melden bij een huidtherapeut.

6.3.3 Bedrijfsarts

Bij de volwassen patiënt met constitutioneel eczeem kan een bedrijfsarts een grote rol spelen indien het eczeem verergert tijdens het arbeidsproces. Welke factoren hierbij een rol spelen, staat beschreven in paragraaf 4.3.

6.4 Gemotiveerd blijven

Bij een huidaandoening als constitutioneel eczeem is het belangrijk om gemotiveerd te blijven om de huid goed te verzorgen en te blijven smeren, om daarmee een droge huid te voorkomen. Daarnaast wordt de ontsteking (het eczeem) behandeld met ontstekingsremmende zalven, meestal met corticosteroïden. Evenals bij andere chronische aandoeningen is het bij constitutioneel eczeem niet mogelijk om een medicijn te geven waardoor het voor altijd wegblijft. Juist het opvlammen van eczeem heeft een negatief effect op de kwaliteit van leven en maakt de motivatie om altijd maar trouw te blijven smeren tot een moeizaam proces. Alsof het nooit over wil gaan.
Nog altijd geldt 'voorkomen is beter dan genezen'. In het geval van constitutioneel eczeem is genezen moeilijk, maar misschien zijn bepaalde uitlokkende momenten wel te voorkomen. Denk aan stress door een te hoge werkdruk of het dragen van bepaalde kleding die irritatie geeft. Niet smeren met een ontstekingsremmende vette zalf geeft een jeukende irritatie van de te droge huid en ga zo maar door. Bij zorgvuldig gebruik hoeft men niet te vrezen voor corticosteroïd-bevattende zalven of crèmes.
Zoals eerder besproken, is uitleg geven aan mensen om je heen die geen begrip hebben voor de situatie (aandoening) van het grootste belang. Uitleg geeft vaak een enorme opluchting, niet alleen voor degene aan wie je het vertelt, maar ook voor jezelf als patiënt.

Lotgenotencontact
Blijft dit allemaal toch moeilijk, ga dan hulp zoeken. Er zijn genoeg hulpverleners om je te helpen. En als het moeilijk is om gemotiveerd te blijven, kan het helpen om lotgenoten op te zoeken. Die hebben iets vergelijkbaars meegemaakt of hebben er nog altijd last van. Doe dit bij voorkeur via een goede patiëntenvereniging, zoals de Vereniging voor Mensen met Constitutioneel Eczeem, de VMCE (www.vmce.nl).

6.5 Samenvatting

Hoe de aandoening constitutioneel eczeem bij een patiënt verloopt, is uniek. Veel mensen, van allerlei leeftijden, hebben constitutioneel eczeem en zij hebben allemaal een manier moeten vinden om daarmee te leven. Ouders van patiënten met constitutioneel eczeem nemen hierbij weer een aparte plaats in. Als het eczeem snel wordt herkend, kunnen een aangepaste leefstijl en/of medicatie veel narigheid voorkomen. Er zijn veel hulpverleners in de zorg beschikbaar om hierbij te helpen.

Het is beter om niet klakkeloos informatie van websites over te nemen. Overigens zijn er zeker goede websites waarop informatie te vinden is over constitutioneel eczeem. Daarnaast zijn er folders en dvd's beschikbaar via de Vereniging voor Mensen met Constitutioneel Eczeem (VMCE). Met behulp van dit voorlichtingsmateriaal kan ook de omgeving van de patiënt beter begrijpen wat deze huidaandoening betekent.

Literatuur

Akiyama M. FLG mutations in ichthyosis vulgaris and atopic eczema: spectrum of mutations and population genetics. Br J Derm 2010;162:472-7.
Arndt J, Smith N, Tausk F. Stress and atopic dermatitis. Curr Allergy Asthma Rep 2008;8:312-7.
Bath-Hextall F, Delamare FM, Williams HC. Dietary exclusions for improving established atopic eczema in adults and children. Systematic review. Allergy 2009;64:258-64.
Boguniewicz M, Leung DYM. Recent insights into atopic dermatitis and implications for management of infectious complications. J Allergy Clin Immunol 2010;125: 4-13.
Boukes FS, Wiersma TJ, Cleveringa JP, Dirven-Meijer PC, Goudswaard AN. Samenvatting van de NHG-Standaard Constitutioneel eczeem (eerste herziening) van het Nederlands Huisartsen Genootschap. Ned Tijdschr Geneeskd 2007;151:1394-8.
Brand PLP. NHG-Standaard Voedselovergevoeligheid kan stelliger; de voedselallergietest bestaat niet. Ned Tijdschr Geneeskd 2011;16:728-9.
Brand PLP, Dubois AEJ. Diagnostiek van voedselallergie bij kinderen. Ned Tijdschr Geneeskd 2006;150:2188-90.
Bruijnzeel-Koomen CAFM, Sillevis Smitt JH, Boukes FS, Everdingen JJE van. Richtlijn 'Constitutioneel eczeem'. Ned Tijdschr Geneeskd 2007;151:1399-1402.
Charman CR, Venn AJ, Williams H. Measuring atopic eczema severity visually: which variable most important to patients? Arch Dermatol 2005;141;1146-51.
Cleveringa JP, Dirven-Meijer PC, Hartvelt-Faber G, Nonneman MMG, Weisscher P, Boukes FS. NHG-Standaard Constitutioneel eczeem (eerste herziening). Huisarts Wet 2006;49:458-65.
Darsow U. ETFAD/EADV eczema tast force 2009 position paper on diagnosis and treatment of atopic dermatitis
Darsow U, Wollenberg A, Simon D, Taïeb A, Werfel T, Oranje A, et al. for the European Tast Force on Atopic Dermatitis / EADV Eczema Task Force. J Eur Acad Derm Venereol 2010;24:317-28.
Darubi K, Hostetler SG, Bechtel MA, Zirwas M. The role of Malassezia in atopic dermatitis affecting the head and neck in adults. J Am Acad Dermatol 2009;60:125-36.
Derksen J, Gerth van Wijk R, Smithuis O (red.). Het allergieboek. Wegwijzer in leven met allergieën. Houten: Bohn Stafleu van Loghum, 2010.
Dirven-Meijer PC. Constitutioneel eczeem bij kinderen jonger dan vier jaar: wat doet de huisarts? Modern Medicine 2009;3:95-8.
Dirven-Meijer PC, Arnold WP. Vlekjes zonder koorts. Huidafwijkingen bij kinderen. Bijblijven 2009;25;20-3.

Dirven-Meijer PC, Glazenburg EJ, Mulder PGH, Oranje AP. Constitutioneel eczeem bij kinderen, een prospectief onderzoek naar prevalentie en ernst. Ned Tijdschr Geneeskd 2009;153:38:1846-9.

Eland P, Os H van. Eczeemportaal. Tijdschrift voor Verpleegkundigen 2006;5:36-9.

Elias PM, Schmuth M. Abnormal skin barrier in the etiopathogenesis of atopic dermatitis. Curr Opin Allergy Clin Immunol 2009;9:437-46.

Ersser SJ, Latter S, Sibley A, Satherley PA, Welbourne S. Psychological and educational interventions for atopic eczema in children. Cochrane Database of Systematic Reviews 2007, Issue 3. Art. No.: CD004054.

Evers AWM. Psychodermatologische screening en behandeling. Ned Tijdschr Derm Venereol 2009;19:423-6

Evers AWM, Casteelen G, Duller P, et al. Multidisciplinaire diagnostiek en behandeling van complexe jeukproblematiek bij huidaandoeningen. Ned Tijdschr Derm Venereol 2005;15:440-50.

Friedmann PS, Holden CA. In: Burns T, Breathnach S, Cox N, Griffiths C (red.). Rook's Textbook of Dermatology, 7e editie, 18.1-18.31. Oxford: Blackwell publishing, 2004.

Gambichter T. Management of atopic dermatitis using photo(chemo)therapy. Arch Derm Res 2009;301:197-203.

Gerth van Wijk R, Vaessen MHJ (red.). Het Allergie Formularium, 4e editie. Houten: Bohn Stafleu van Loghum, 2009.

Hoekstra MO, Sachs APE (red.). Het Kinderallergie Formularium. Houten: Bohn Stafleu van Loghum, 2009.

Horwitz AA, Hossain J, Yousef E. Correlates of outcome for atopic dermatitis. Ann Allergy Asthma Immunol 2009;103:146-51.

Hospers IC, De Vries-Vrolijk K, Brand PLP. Dubbelblinde placebogecontroleerde koemelkprovocaties bij kinderen met vermeende koemelkallergie, in een algemeen ziekenhuis: diagnose verworpen bij twee derde van de kinderen. Ned Tijdschr Geneeskd 2006;150:1292-7.

Hulst AE van der, Klip H, Brand PLP. Risk of developing asthma in young children with atopic eczema. A systematic review. J Allergy Clin Immunol 2007;120:565-9.

Jacob SE, Burk CJ, Alvarez Connelly E. Patch testing: another steroid-sparing agent to consider in children. Pediatr Dermatol 2008;25:81-7.

Kang K, Polster AM, Nedorost ST, Stevens SR, Cooper KD. Atopic dermatitis. In: Bolognia JL, Jorizzo JL, Rapini RP (red.). Dermatology, tweede editie. Mosby Elsevier, 2008:181-95.

Katsarou A, Armenaka MC. Atopic dermatitis in older patients: particular points. J Eur Acad Derm Venereol 2011;25:12-8.

Kemp AS. Cost of illness of atopic dermatitis in children. Pharmacoeconomics 2003:21:105-13.

Koller DY, Halmerbauer G, Böck A, Engstler G. Action of a silk fabric treated with

AEGIS in children with atopic dermatitis: a 3-month trial. Pediatr Allergy Immunol 2007;18:335-8.

Kwaliteitsinstituut voor de gezondheidszorg. CBO – Richtlijn Constitutioneel eczeem. Utrecht: CBO, 2007.

Lipozencić J, Wolf R. The diagnostic value of atopy patch testing and skin prick testing in atopic dermatitis: facts and controversies. Clin Dermatol 2010:28:38-44.

Lucassen PLBJ. Koemelk, vaste voeding en het optreden van atopie. Ned Tijdschr Geneeskd 2009;4:114-5.

Lucassen PLBJ, Albeda FW, Reisen MT van, Silvius AM, Wensing C, Luning-Koster MN. NHG-Standaard Voedselovergevoeligheid (eerste herziening). Huisarts Wet 2010;53:537-53.

Mäkelä L, Lammintausta K, Kalimo K. Contact sensitivity and atopic dermatitis, a follow-up study in 801 atopic patients. Contact Dermatitis 2007;56:76-80.

Mondzelewski L, Hagan C, White AA. An 18-year-old male with severe cataracts and atopic dermatitis – A case report and review of the literature. Pediatr Dermatol 2009;26:583-6.

Moore K, David TJ, Murray CS, et al. Effect of childhood eczema and asthma on parental sleep and well-being: a prospective comparative study. Brit J Derm 2006;154:514-8.

Nosbaum A, Hennino A, Berard F, Nicolas J-F. Patch testing in atopic dermatitis patients. Eur J Dermatol 2010;20:563-6.

Oranje AP, de Waard-van der Spek FM (red.). Kinderdermatologie, derde druk. Maarssen: Elsevier Gezondheidszorg, 2009, pp. 99-171.

Otero M, Kars MC, Duijnstee M. Kinderen met constitutioneel eczeem: de gevolgen voor de ouders. Ned Tijdschr Derm Venereol 2005;15:351-4.

Paghdal KV, Schwartz RA. Topical tar: back to the future. J Am Acad Dermatol 2009;61:294-302.

Ricci G, Dondi A, Patrizi A, Masi M. Systemic therapy of atopic dermatitis in children. Drugs 2009;69:297-306.

Schmitt J, Schmitt N, Meurer M. Cyclosporin in the treatment of patients with atopic eczema – a systematic review and meta-analysis. J Eur Acad Derm Venereol 2007;21:606-19.

Schnopp C, Ring J, Mempel M. The role of antibacterial therapy in atopic eczema. Expert Opin Pharmacother 2010;11:929-36.

Simpson EL. Atopic dermatitis: a review of topical treatment options. Curr Med Res Opin 2010;26:633-40.

Simpson EL, Berry TM, Brown PA, Hanifin JM. A pilot study of emollient therapy for the primary prevention of atopic dermatitis. J Am Acad Dermatol 2010;63:587-93.

Slutsky JB, Clark RA, Remedios AA, Klein PA. An evidence-based review of the efficacy of coal tar preparations in the treatment of psoriasis and atopic dermatitis. J Drugs Dermatol 2010;9:1258-64.

Stinco G, Piciccrillo F, Valent F. A randomized double-blind study to investigate the clinical efficacy of adding a non-migrating antimicrobial to a special silk fabric in the treatment of atopic dermatitis. Dermatology 2008;217:191-5.

Thaçi D, Salgo R. Malignancy concerns of topical calcineurin inhibitors for atopic dermatitis: facts and controversies. Clin Dermatol 2010;28:52-6.

Valburg RWC van, Willemsen MG, Dirven-Meijer PC, Oranje AP, Wouden JC van der, Moed H. Quality of Life measurements in infants with Atopic Dermatitis in general practice and the relation with disease severity. Acta Derm Venereol 2011;91:147-51.

Van Os-Medendorp H, Vergouwe-Meijer AJJ, Michelsen-Huisman AD, Knulst AC. Online training voor chronisch zieke. Medisch Contact 2011;13:819-21.

Vlachou C, Thomas KS, Williams HC. A case report and critical appraisal of the literature on the use of DermaSilk in the children with atopic dermatitis. Clin Exp Dermatol 2009;34:901-3.

Waard-van der Spek FB de, Oranje AP. Patch tests in children with suspected allergic contact dermatitis: a prospective study and review of the literature. Dermatology 2009;218:119-25.

Wasserbauer N, Ballow M. Atopic Dermatitis. Am J Med 2009;122:121-5.

Weller E, Kjaer HF, Høst A, Andersen KE, Bindslev-Jensen C. Development of atopic dermatitis in the DARC birth cohort. Pediatr Allergy Immunol 2009;21:307-14.

Weller E, Kjaer HF, Høst A, Andersen KE, Bindslev-Jensen C. Food allergy and food sensitization in early childhood; results from the DARC cohort. Allergy 2009;64:1023-9.

Wensink M, Timmer C, Brand PLP. Constitutioneel eczeem bij kinderen wordt niet veroorzaakt door voedselallergie. Ned Tijdschr Geneeskd 2008;152:4-9.

Websites

http://nhg.artsennet.nl NHG-Standaard Constitutioneel eczeem 2006 (Richtlijnen – NHG-Standaarden – Huid en subcutis – M37 Constitutioneel Eczeem); NHG-Standaard Voedselovergevoeligheid 2010 (Richtlijnen – NHG standaarden – Algemeen – M47 Voedselovergevoeligheid)

http://www.huidarts.info/documents/?v=2&id=70 Richtlijn Constitutioneel eczeem, 2006

http://www.huidarts.info/documents/?v=2&id=73 Richtlijn Dermatocorticosteroïden, 2000

http://www.fk.cvz.nl/ Farmacotherapeutisch Kompas van het College voor Zorgverzekeringen met gegevens over medicijnen

http://www.vmce.nl/ Vereniging voor mensen met constitutioneel eczeem

http://www.huidarts.info Nederlandse Vereniging voor Dermatologie en Venereologie

http://www.allergievereniging.nl/ Vereniging van Allergiepatiënten

http://www.voedselallergie.nl/ Stichting VoedselAllergie

http://www.anafylaxis.nl/ Nederlands Anafylaxis Netwerk

http://www.npcf.nl/ Nederlandse Patiënten Consumenten Federatie

http://www.necod.nl Nederlands Kenniscentrum ArbeidsDermatosen

http://www.umcutrecht.nl/eczeem-kinderen informatie over eczeem vanuit UMC Utrecht, afdeling dermatologie

http://www.umcutrecht.nl/eczeem-volwassenen, informatie over eczeem vanuit UMC Utrecht, afdeling dermatologie

Over de auteurs

Pauline C. Dirven-Meijer studeerde geneeskunde aan de Universiteit van Utrecht. Na haar studie werkte zij als tropenarts in Zimbabwe, zowel in de hoofdstad Harare als op het platteland. Terug in Nederland volgde zij de opleiding huisartsgeneeskunde te Utrecht, evenals een aparte consultatiebureaucursus in Arnhem.
Sinds 1990 heeft zij samen met haar echtgenoot een huisartsenpraktijk in Renswoude. In dezelfde plaats was zij tot voor kort ook op het consultatiebureau werkzaam. Pauline is sinds 1999 als huisartsopleider verbonden aan de huisartsenopleiding van het UMC St Radboud te Nijmegen.
Zowel in de huisartsenpraktijk als op het zuigelingenbureau komen veel patiënten met huidafwijkingen, met name eczeem. Dit was de aanleiding om samen met dermatoloog Peter Arnold het boekje *Kinderdermatologie: praktisch gezien!* te schrijven, dat met vele mooie illustraties uiterst bruikbaar bleek te zijn voor de dagelijkse praktijkvoering. Pauline werkte verder mee aan de totstandkoming van de NHG-Standaard Constitutioneel eczeem en had zitting in de CBO-werkgroep Constitutioneel eczeem. Ook heeft zij met andere auteurs een aantal hoofdstukken geschreven in medische leerboeken over eczeem, artikelen gepubliceerd en zowel in Utrecht als Nijmegen cursussen gegeven over ditzelfde onderwerp. Momenteel is Pauline NHG-afgevaardigde in de adviesgroep van de landelijke JGZ-richtlijn Huid (TNO).

Anton C. de Groot heeft als dermatoloog gepraktiseerd in het Carolus Ziekenhuis en het Willem-Alexander Ziekenhuis te 's-Hertogenbosch. In 1988 promoveerde hij op het proefschrift *Adverse reactions to cosmetics*. Hij was in 1990 medeoprichter van het *Nederlands Tijdschrift voor Dermatologie en Venereologie*, waarvan hij tussen 1990 en 2005 gedurende tien jaar hoofdredacteur is geweest. Anton heeft twee internationaal gepubliceerde boeken geschreven, *Unwanted effects of cosmetics and drugs used in dermatology* en *Patch*

Testing, die beide drie edities hebben gehad. Onlangs verschenen van hem en zijn medeauteur dr. Johan Toonstra vijf Nederlandstalige boektitels: *Casuïstiek in de dermatologie deel 1* (voor huisartsen, 2009), *Voeten en Huid* (voor pedicures en podotherapeuten, 2009), *Kanker en Huid* (voor huisartsen, 2010), *Casuïstiek in de dermatologie deel 2* (voor huisartsen, 2010) en *Nagelaandoeningen* (voor pedicures en podotherapeuten, 2010). Daarnaast heeft Anton meer dan 350 andere publicaties op zijn naam, waaronder ongeveer zestig hoofdstukken in internationaal gepubliceerde boeken. Zijn speciale interessegebieden zijn contactallergie, bijwerkingen van cosmetica en ongewenste effecten van geneesmiddelen die in de dermatologie gebruikt worden.

Momenteel geeft De Groot regelmatig les aan junior coassistenten aan het Universitair Medisch Centrum Groningen. Daarnaast is hij – namens de cliëntenraad van het Diaconessenhuis te Meppel – lid van de Klachtencommissie van Zorgcombinatie de Noorderboog.

Register

A
accepteren 91
aciclovir 72
acuut eczeem 20
Addison, syndroom van 115
alimemazine 127
allergenen
 inhalatie- 40
allergiesyndroom
 orale 45
allergisch contacteczeem 74, 76
allergologisch onderzoek
 bij huisarts 53
 in ziekenhuis 54
alopecia areata 37
Altargo 126
anafylaxie 48
antibacteriële middelen 125
antibiotica 109, 125, 127
antihistaminica 127
antivirale middelen 109
astma 41
Atarax 127
atopie 39
atopisch eczeem 18
atopisch syndroom 18, 38
atrofie 115
azathioprine 129
azitromycine 126, 127

B
bacterie 107
bacteriën
 infecties 68
Bactroban 126
baden 106
bad-PUVA 131
badschuim 106
barrièrefunctie
 van de huid 57
bedrijfsarts 145
Betadine 126
betamethasondipropionaat 113
betamethasonvaleraat 113
Betnelan 113
bijnierschorshormonen 111
blefaritis 71
bloedtest 48
borstvoeding 106
botnecrose 115
Bufexamac 126

C
calcineurineremmers 122
cataract 78
CellCept 130
cetomacrogolcrème 108
cheilitis atopica 25, 35
chromaat 76
chronisch eczeem 20
ciclosporine 128
Clarelux 113
claritromycine 126, 127
clobetasonbutyraat 113
Clobex 113

conjunctivitis 41, 71, 78
constitutioneel eczeem 17, 20
 beloop 66
 complicaties 68
 leefadviezen 106
consultatiebureau 96
contactallergie 34, 63, 74
contacteczeem
 allergisch 74, 76
 ortho-ergisch 34
contacturticaria 47
corticosteroïden 19, 111
couperose 115
crème
 overzicht 108
Cushing, ziekte van 115
Cutivate 113

D
dauwworm 23
Dennie-Morgan-plooi 28, 29
Denorex Rx 120
dermatocorticosteroïden 111
 bijwerkingen 114
 maximale hoeveelheid 118
 sterkteklassen 113
dermatologieverpleegkundige 104
dermatologische aandoeningen 30
dermatoloog 104

Dermovate 113
desoximetason 113
diëtist
   taken van - 101
diflucortolonvaleraat 113
dimetindeen 127
Diprolene 113
Diprosone 113
DLQI 144
donkere kindjes
   lichenificatie 85
douchen 106
droge huid 27, 30, 107
droge lucht 93

E
e-consult 105
eczeem
   acuut 20
   atopisch 18
   chronisch 20
   constitutioneel 17
   subacuut 20
   van de lippen 34
eczeemportaal 105
eczema herpeticum 60, 71, 72
Elidel 122
eliminatiedieet 52
Elocon 113
Emovate 113
epicutaan allergologisch onderzoek 77
erytrodermie 21, 27, 119
Europese basisserie 77
excoriatie 17

F
famciclovir 72
Fenistil 127
filaggrine 57
Floxapen 126, 127
flucloxacilline 126, 127
flumetasonpivalaat 113
fluticasonpropionaat 113
FNA 120
folliculitis 115
fotochemotherapie 131
fruitallergie 44
Fucidin 126
fusidinezuur 126

G
galbulten 46
Geroxalen 131
glaucoom 115

H
haaruitval 37
handeczeem 26
   ortho-ergisch 34
herpes keratitis 71
herpessimplexvirus 60, 71
histamine 39
hiv 72
hooikoorts 41
hoornlaag 30
   barrièrefunctie 57
hoornpukkeltjes 27
hoornvlies
   ontstoken 71
hormoonpreparaten 111
huidpriktest 48
huidtherapeut 144
huisarts
   allergologisch onderzoek 53
   taken van - 98
huisdieren 62
huisstof
   elimineren 106
huisstofmijten 41
huisvrouweneczeem 35
hydrocortisonacetaat 113
hydrocortisonbutyraat 113
hydroxyzine 127
hygiënehypothese 64
hypopigmentatie
   postinflammatoire 34

I
Ibaril 113
ichthyosis vulgaris 27, 31
IgE-antilichamen 39
IgE-antistoffen 58
IHDL 144
immunoglobulinen 39
immunomodulatoren
   topicale 122
immunosuppressieve middelen 127
immunosuppressiva 110
impetiginisatie 69
impetigo 69
impetigo bullosa 60, 70
impetigo vulgaris 60, 69
Imuran 129
indifferente middelen 107
infectie
   met bacteriën 68
   Staphylococcus aureus 23
inhalatieallergenen 40

REGISTER

intermitterende behandeling 114
intracutane test 48
irritantia 57
irriterende stoffen 58

J
jeugdarts
taken van - 97
jeuk 107
jeuk-krab-jeuk-cirkel 143
jeuk-stress-jeuk-cirkel 143
JGZ-Richtlijn Huid 97

K
Kaposi's varicelliforme eruptie 72
keratoconus 79
keratosis pilaris 32
Klacid 126, 127
kleding 106
koelzalf 108
koemelkallergie 44
eliminatie-provocatieprocedure 53
koolteer 120
koude lucht 93
krabben 107
krentenbaard 60, 69
kruisallergie 45

L
lanettecrème 108
leefadviezen 106
levensstijl 63
lichenificatie 23, 24, 85
lichttherapie 131
lippen

eczeem 34
Locacorten 113
Locoid 113
lokale corticosteroïden 19
lotgenotencontact 146

M
Malassezia 26, 60
medicijnen 109
methoxsaleen 131
micro-organismen 57, 59
mollusca contagiosa 72, 73
mometasonfuroaat 113
mondhoeken
kloofjes 25
mupirocinezalf 126
mycofenolaatmofetil 130

N
nachtrust
verstoorde 89
nagelafwijkingen 36
nagelbeschadiging 37
narcosekapje 22
NECOD 93
Nedeltran 127
Nederlands Kenniscentrum Arbeidsdermatosen 93
Neoral 128
Nerisona 113
netelroos 46
netvlies
loslating 79
nikkelallergie 76
noduli 73, 74
notenallergie 44

O
oedemateuze papels 23
olifantenhuid 23, 24
omgevingsfactoren
allergische 61
niet-allergische 57
oogafwijkingen 78
oogbindvlies
ontstoken 71
ooglid
ontstoken 71
oor
kloofjes 28
orale allergiesyndroom 45
ortho-ergisch contacteczeem, 34
ortho-ergisch handeczeem 34
overgevoeligheidsreactie
type I 38
type IV 63

P
papels
oedemateuze 23
papulovesikel 17
para-berksyndroom 45
Parfenac 126
perlèches 25
pigmentverandering 115
pimecrolimus 122, 123
pinda's 44
pinda-allergie 44
pityriasis alba 33
pix lithanthracis 120
plakproef 77
pollen 41

polyvinylpyrrolidon-
jodiumcomplex 126
postinflammatoire hypo-
    pigmentatie 34
povidon-jodium 126
promethazine 127
propyleenglycol 113
Protopic 122
provocatietest 50, 52
prurigo 25
prurigo nodularis 73, 74
psycholoog 142
pulstherapie 114
PUVA 131

R
retapamulinezalf 126
rinitis 41
rinoconjunctivitis 42

S
Sandimmune 128
schuldgevoelens 89
sensibilisatie 49
solutio carbonis deter-
    gens 120
staar 78
stafylokokken 60
Staphylococcus aureus
    23, 59, 68
stratum corneum 57
Streptococcus pyogenes
    68
stress 61, 100, 106, 143
subacuut eczeem 20
superantigenen 60
syndroom
    atopisch 18, 38

syndroom van Addison
    115

T
tacrolimus 122, 123
teerpreparaten 120
    bijwerkingen 121
teleangiëctasie 115
teledermatologie 104
textiel 59
topicale corticosteroïden
    19
topicale immunomodula-
    toren 122
Topicorte 113
transpireren 93
triamcinolonacetonide
    113
type-I-overgevoeligheids-
    reactie 38
type-IV-overgevoelig-
    heidsreactie 63

U
uitroeptekenharen 37
unguentum leniens 108
urticaria 46
UVA 131
UVB 131
UV-straling 131

V
valaciclovir 72
vaseline-cetomacrogol-
    crème 108
vaseline-lanettecrème 108
verbandpakje 84, 108
Vereniging voor Mensen
    met Constitutioneel
    Eczeem 137, 146

vissenhuid 27, 31
VMCE 137, 146
voedselallergie 42
    eliminatietest 52

W
water 58
waterwratjes 72, 73
weersomstandigheden
    invloed op eczeem 60
werkomgeving 92
wet-wrap-methode 119
wijkverpleegkundige
    taken van - 97

Z
zalf
    overzicht 108
zeep 106
ziekenhuis
    allergologisch onder-
        zoek 54
ziekenhuisopname 133
ziekte van Cushing 115
Zithromax 126, 127
zonlicht
    bij calcineurine-
        remmer 124
zuigeling
    constitutioneel
        eczeem 21
zweten 59

GPSR Compliance

The European Union's (EU) General Product Safety Regulation (GPSR) is a set of rules that requires consumer products to be safe and our obligations to ensure this.

If you have any concerns about our products, you can contact us on

ProductSafety@springernature.com

In case Publisher is established outside the EU, the EU authorized representative is:

Springer Nature Customer Service Center GmbH
Europaplatz 3
69115 Heidelberg, Germany

www.ingramcontent.com/pod-product-compliance
Ingram Content Group UK Ltd.
Pitfield, Milton Keynes, MK11 3LW, UK
UKHW021253180426
11947UKWH00010B/754

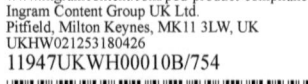